Yoga Zurück ins Leben

Claudia Mainau

Yoga
Zurück ins Leben

Wie Yoga bei Krebs helfen kann

Mit zahlreichen Abbildungen

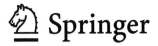 Springer

Claudia Mainau
Wien, Österreich

ISBN 978-3-662-49928-3   ISBN 978-3-662-49929-0   (eBook)
DOI 10.1007/978-3-662-49929-0

Die Deutsche Nationalbibliothek verzeichnet diese Publikation in der Deutschen Nationalbibliografie; detaillierte bibliografische Daten sind im Internet über http://dnb.d-nb.de abrufbar.

Umschlaggestaltung: deblik Berlin
Fotonachweis Umschlag: © Robert Brünner
Fotonachweis: Claudia Mainau (Seiten: 5,6,9,10,11,12,15,16,19,20,30,35,69)
Fotonachweis (alle anderen): Fotografie Robert Brünner, Inzenhof 190, A-7540 Inzenhof
www.fotografie-robert-b.at

Gedruckt auf säurefreiem und chlorfrei gebleichtem Papier

Springer ist Teil von Springer Nature
Die eingetragene Gesellschaft ist Springer-Verlag GmbH Deutschland
Die Anschrift der Gesellschaft ist: Heidelberger Platz 3, 14197 Berlin, Germany

Inhalt

Mich hat's erwischt!

In Anbetracht der Unmengen an Yogabüchern, die sich in den Buchläden stapeln, ist die Frage berechtigt, ob die Welt wirklich noch ein weiteres Buch über Yoga braucht, und warum ausgerechnet eines für Menschen mit Krebs. Zugegeben, ich habe mir diese Frage selbst oft gestellt und bin letztlich doch zu dem Schluss gekommen, dass meine Erfahrungen mit und durch Yoga es wert sind, weitergegeben zu werden.

Meine erste Begegnung mit Yoga hatte ich in einem schicken Fitnessclub in der City, wo ich versehentlich statt im Bauch-Bein-Po-Workout in einer Yogastunde gelandet war. Ein nahezu schicksalhafter Irrtum, denn ich traf so auf meinen Lehrer Franz J. Robotka, der in mir den Yogafunken zündete und in den folgenden Jahren nicht nur meine yogische Entwicklung prägen sollte, sondern auch die meines Partners und Ehemannes Lutz Mossbauer.

Durch Yoga lernte ich, meinen Körper anders wahrzunehmen, mich an meine Grenzen heranzuwagen und sie gelegentlich auch zu überschreiten. Ich begann, feine Antennen für die Wahrnehmung subtiler Energien und Blockaden in meinem eigenen Körper und in anderen Menschen zu entwickeln, die heute für meine therapeutische Arbeit als Ärztin von zentraler Bedeutung sind. Auf eine sehr faszinierende Art und Weise hat mich Yoga in seinen Bann gezogen und wurde zu einem wichtigen Teil meines Lebens, wenn ich auch selten so intensiv und regelmäßig praktizierte, wie mein Lehrer sich das von mir gewünscht hätte.

Als ich zum ersten Mal an Leukämie erkrankte, war das ein großer Schock für mich. Natürlich, könnten Sie sagen, ist das nicht für jeden Menschen so? Und ich könnte entgegnen, ja schon, aber als Ärztin steht man immer auf der anderen Seite, und ich hätte eigentlich gedacht, dass ich die Diagnose irgendwie cooler aufnehmen würde. So war es aber nicht. Im Gegenteil. Ich war im absoluten Ausnahmezustand, voller Angst. Nicht unbegründet, wie sich zeigen sollte, denn im Laufe der Behandlung gab es Komplikationen, und es war einmal sogar ziemlich knapp.

Von Freunden bekam ich damals eine Yogamatte geschenkt, die ich auch heute noch am liebsten für meine Praxis benütze. Die Matte hatte ich im Krankenhaus zwar immer dabei, allerdings war ich in den sieben Monaten der Therapie so sehr mit Überleben beschäftigt, dass für Yoga nicht viel Raum blieb.

Einige Zeit nach Krankheit und Chemo fand ich wieder zum Yoga zurück und praktizierte intensiv. Auch hatte ich begonnen, zu meditieren. Eines Abends, während meiner

Yogaübungen, hatte ich ein sehr merkwürdiges Erlebnis. Ich wollte mich gerade aus dem Stehen in den Meditationssitz begeben, und als ich mich vornüberbeugte und hinsetzen wollte, hatte ich das Gefühl, als wäre neben mir eine schemenhafte Kopie meines Körpers um ein Stück, wenige Zentimeter versetzt. Wie bei einem missglückten Farbdruck, wo die einzelnen Farbraster nicht übereinstimmen. Als besonders seltsam und erschreckend empfand ich es, dass „ich" neben „meinem Körper" war, und ich flüsterte: „Ich will wieder in meinen Körper hinein!" Damit war dieses seltsame Erlebnis, das vermutlich nicht länger als wenige Sekunden gedauert hatte, zum Glück auch schon zu Ende. Einige Tage später stellte sich heraus, dass meine Leukämie zurückgekommen war.

Ob das Erlebnis eine Wahrnehmung meiner neuerlichen Erkrankung war, kann ich natürlich nicht sagen. In den folgenden Monaten der Chemotherapie war mir aber eines klar: Ich wollte mich nicht geschlagen geben, nicht aus meinem Körper verdrängen lassen und mich nicht von meinen Ängsten lähmen lassen. Das konnte nur gelingen, wenn ich jeden Moment völlig im Hier und Jetzt zugegen war und mir selbst mit liebevoller Achtsamkeit begegnete. Ich arbeitete intensiv daran, positive Kräfte in meinem Körper zu stärken und im Fluss zu halten, auch in meinem Geist. Wenn ich mit angstvollen Gedanken oder Gefühlen zu kämpfen hatte, setzte ich mich erst einmal hin und beobachtete meinen Atem. Wenn es meine körperliche Verfassung zuließ, zog ich mich auf meine Matte zurück und machte meine Übungen. Im Krankenhaus oder zu Hause.
Das war mein Weg, und er war Yoga.

Der Erfolg sprach und spricht für sich. Statt sieben Monaten, wie bei der ersten Erkrankung, brauchte es bei der zweiten nur fünf Monate Chemotherapie, und es kam zu keiner einzigen schwerwiegenden Komplikation (beim ersten Mal waren es einige, zum Teil lebensbedrohliche gewesen). Die behandelnden Ärzte, die mich schon vom ersten Mal kannten, waren durchwegs erstaunt über den Unterschied. Es brauchte allerdings einige Zeit, bis auch mir der Unterschied und seine Ursache bewusst wurden. Je mehr ich darüber nachdachte, was denn nun so anders gewesen war und warum es mir so viel leichter gefallen war, meinen Weg mit fast so etwas wie Leichtigkeit zu gehen, desto klarer wurde mir, dass es einen entscheidenden Unterschied gab, und der war Yoga!

Als Ärztin stellte ich mir bald die Frage, ob es für die positive Wirkung von Yoga, wie ich sie am eigenen Leib erfahren hatte, auch eine medizinische Erklärung mit entsprechender, wissenschaftlich belegter Grundlage gäbe. So begann ich nicht nur, mich mit den Forschungsarbeiten zum Thema auseinanderzusetzen, sondern ließ mich auch zur Yogalehrerin ausbilden. Schließlich gründete ich mit meinem Mann Lutz Mossbauer unsere gemeinsame Praxis „yogamed", wir entwickelten „Yoga zurück ins Leben für Menschen mit und nach Krebs" und bringen es seither Betroffenen in Form von wöchentlichen Kursen in unserer Praxis, in Gruppen und in Workshops und Vorträgen auswärts näher. In diesem Buch werden die wichtigsten Übungen des Programmes vorgestellt und erläutert, die von Lutz und mir gemeinsam zusammengestellt wurden.

An Krebs zu erkranken war mit Sicherheit das prägendste Ereignis in meinem Leben. Es hat Veränderungen in all meinen Lebensbereichen mit sich gebracht. Gute und weniger gute. Es hat mich als Menschen völlig verändert und auch dankbar werden lassen. Dankbar dafür, dass ich überleben durfte. Dafür, dass ich mich in einer Art und Weise weiterentwickeln durfte, wie es ohne die Leukämie niemals geschehen wäre. Und dafür, dass ich die Kraft und Wärme meiner Lieben um mich spüren durfte.

Meinem inneren Drang folgend, habe ich nach Wegen gesucht, um meine Dankbarkeit auch in Taten umzusetzen. Einer davon ist, Krebspatientinnen und -patienten auf ihrem Weg zurück ins Leben mit den mir zur Verfügung stehenden ganzheitsmedizinischen Mitteln zu unterstützen. Der andere liegt nun in Buchform vor Ihnen.

Weil ich durch Yoga in der Zeit meiner Krankheit und danach so unglaublich positive Erfahrungen machen durfte, ist es mir zur Herzensangelegenheit geworden, Yoga jenen Menschen näherzubringen, die nach der Diagnose Krebs ihren Weg zurück ins Leben suchen. In ihr Leben.

Dieses Buch soll Menschen, die an Krebs erkrankt sind, zeigen, wie sie mit einfachen Mitteln selbstbestimmt und aktiv etwas für ihr Wohlbefinden tun können, und denjenigen, die Yoga unterrichten, Mut machen, sie dabei zu unterstützen.

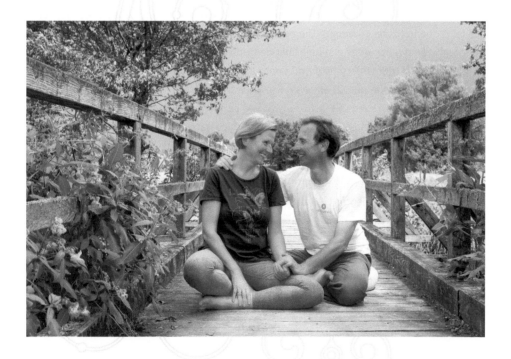

Das WENN

Wenn's nur endlich Frühling wird, werde ich ganz sicher laufen gehen.

Wenn ich endlich richtig schlank bin, werden die Männer nur noch mich sehen.

Wenn ich dann endlich den richtigen hab, wird das ein Leben lang gut gehen.

Wenn ich Erfolg im Beruf hab, dann werden alle zu mir aufsehen.

Wenn ich endlich genug Geld hab, kann ich ohne Sorgen schlafen gehen.

Wenn ich aussteig und auf der Insel leb, dann wird's mir endlich richtig gut gehen.

Das WENN ist der Feind unsres Glücks im Hier und Jetzt,

weil es uns nur allzu leicht in die Lage versetzt,

zu glauben, das Glück und Freuden aller Arten

würden erst noch auf äußere Umstände warten.

Doch während wir um das WENN in der Zukunft bangen,

ist der wertvolle Moment im Hier und Jetzt längst vergangen

und verloren für immer, weil man ganz leicht vergisst,

dass es immer noch was geben wird, das man vermisst,

und dass das Glück ganz im eigenen Innern geschieht,

das nicht sucht, was noch fehlt, sondern erkennt, was es sieht.

Claudia Mainau

Diagnose Krebs

davor...

zurück im Leben

endlich wieder Ärztin!

Chemotherapie

endlich wieder Haare!

... und plötzlich ist alles anders

Es ist schon verrückt. Wir leben unser Leben, tun, was zu tun ist, manches besser, anderes weniger gut. Und wir haben das Gefühl, das alles wird ewig so weitergehen. Bis zu diesem Tag, an dem das Wort Krebs vom Schreckgespenst, das nur andere Menschen bedroht, zum eigenen Schicksal wird. Zu erfahren, dass man Krebs hat, kann einen dramatischen Wendepunkt im Leben darstellen und alles, was bisher galt, in Frage stellen.

Die Herausforderung annehmen können

Was nach der Diagnose geschieht und wie die Krankheit verläuft, ist von Mensch zu Mensch verschieden und hängt von unterschiedlichsten Dingen ab. Zuallererst natürlich vom Krebs selbst, der zu einem guten Teil vorgibt, wie das künftige Schicksal der Betroffenen verlaufen wird. Denn je nach Art der Erkrankung und ihrem Stadium, das angibt, wie weit fortgeschritten sie ist, sind unterschiedliche Therapien notwendig und erfolgreich. Wie eine Krebserkrankung bei einem bestimmten Menschen genau verlaufen wird, können jedoch auch die besten Ärzte nicht vorhersagen. Zu viele Faktoren spielen da nämlich mit hinein, und wir kennen sie längst noch nicht alle. Für den tatsächlichen Verlauf sind neben den medizinischen Fakten von Diagnose und Therapie auch eine Reihe persönlicher Gegebenheiten und Umstände mitentscheidend, von ihnen hängt es ab, wie es uns in den Phasen der Erkrankung und danach geht.

Persönlichkeitsstruktur

Das sind unsere individuellen Reaktionsmuster, die zu einem guten Teil vorgeben, wie wir mit schwierigen Situationen, Krisen und Katastrophen umgehen. Unsere psychische Ausstattung ist teilweise Veranlagung, teils geprägt von unserem Umfeld (Erziehung, Beziehungen zu anderen Menschen) und unseren Erfahrungen. So reagieren wir im Laufe unseres Lebens auf ähnliche Situationen immer wieder nach ähnlichen Mustern und kommen damit irgendwie zurecht.

Wer überzeugt davon ist, immer alles richtig gemacht zu haben, verpasst eine großartige Chance, nämlich die, sich weiterzuentwickeln.

Verhaltensmuster und psychische Verarbeitungsprozesse sind zum Glück nicht in Stein gemeißelt, sondern erlauben uns trotz aller Beharrlichkeit, die sie mitunter an den Tag legen können, dass wir uns weiterentwickeln dürfen. Indem wir unser Verhalten, unsere Gefühle und Reaktionen auf emotional herausfordernde Ereignisse reflektieren, können wir vieles hinterfragen und uns in manchen Aspekten vielleicht sogar ändern.

Dazu gibt es verschiedene Methoden des Mentaltrainings, Coaching und psychotherapeutische Begleitung. Es sind zahlreiche interessante Bücher auf dem Markt, die wertvolle Denkanstöße geben können. All das kann unterstützend wirken bei einem Prozess, in den man sich aus eigenem Antrieb begibt, aus dem Wunsch heraus, sich weiterzuentwickeln.

Körperliche Verfassung

Je geringer vorbelastet unser Körper ist, je mehr Reserven da sind, desto schneller können wir uns nach Angriffen auf unsere Gesundheit regenerieren. Auch hier spielt die Veranlagung eine gewisse Rolle, viel mehr aber noch unsere Lebensweise, also alles, was wir tun, um unsere Gesundheit zu fördern, oder womit wir ihr Schaden zufügen.

Auf eine gesunde Lebensweise zu achten ist gerade dann von enormer Wichtigkeit, wenn der Körper Höchstleistungen vollbringen muss, so wie das bei einer Krebserkrankung und ihrer Behandlung der Fall ist oder wenn man sich davon erholen muss.

Der wichtigste Schritt ist, zu erkennen, wie notwendig das ist und was man alles für sich selbst tun kann. Dabei können schon ganz kleine Veränderungen große Wirkung haben: regelmäßige, gesunde Mahlzeiten, nicht zu spät zu Bett gehen, ausreichend und gut schlafen, jeden Tag etwas Bewegung an der frischen Luft machen, ausreichend trinken – um nur einige Beispiele zu nennen.

Notwendige Ressourcen

Eine Krebserkrankung und ihre Behandlung stellen hohe Anforderungen an die Betroffenen und ihr Umfeld. Angefangen von der ärztlichen Betreuung in entsprechenden Einrichtungen über Unterstützung durch Physio- und Psychotherapie bis hin zu Rehabilitationsmöglichkeiten danach. Nicht überall sind die gleichen guten Voraussetzungen gegeben und verfügbar.

Eine Rolle spielen auch die zur Verfügung stehenden Geldmittel der Betroffenen, weil Kranksein auch eine finanzielle Belastung darstellen kann, wenn zusätzliche Kosten entstehen und im Gegenzug die Einkünfte sinken, bis hin zum Verdienstentgang bei selbstständig berufstätigen Menschen.

Je weniger finanzielle Mittel zur Verfügung stehen, desto schwieriger ist es nicht nur, alle Behandlungsmöglichkeiten auszuschöpfen, sondern auch zusätzliche Unterstützung zu bekommen und Belastungen zu reduzieren. Wer durch die Krankheit in finanzielle Bedrängnis gerät, kommt oft gar nicht auf die Idee, sich helfen zu lassen, oder fühlt sich unwohl bei dem Gedanken, um etwas bitten zu müssen. Organisationen wie die Krebshilfe bieten aber auch Beratung und Unterstützung in Geldangelegenheiten an und können da sehr hilfreich sein.

Standortbestimmung im eigenen Umfeld

In schwierigen Zeiten zeigt sich, wie tragfähig das soziale Netz ist, das uns umgibt und notfalls auffängt, wenn wir abzustürzen drohen. Denn ob wir eine Krise gut bewältigen können, kann zu einem guten Teil auch davon abhängen, wie viel Verständnis Partner, Familie, Angehörige, Freunde und Arbeitgeber aufbringen können. In der Folge zeigt sich dann, welche Möglichkeiten zur Unterstützung von außen angeboten und von einem selbst angenommen werden können.

Durch den Prozess der Krankheit und ihrer Bewältigung spielen sich Veränderungen auf verschiedensten Ebenen ab.

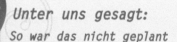

Unter uns gesagt:
So war das nicht geplant

Ehrlich gesagt, mein Lebensplan sah folgendermaßen aus: Ausbildung, Karriere machen, Familie gründen, Haus im Grünen, weiter Karriere, dann Pension, älter werden, aber so lange wie möglich selbstständig und unabhängig sein, mit Ende 80 einschlafen und nicht mehr aufwachen. Damals war ich noch keine 20 und dachte, das krieg ich hin.

Doch als die Diagnose Krebs kam, wurde mit einem Schlag alles auf den Kopf und in Frage gestellt, ich in meiner Existenz bedroht. Diese Diagnose hat mein Leben verändert. Mehr als alles, was mir bis dahin passiert war.

>>>

Manche werden von den Menschen in unserem Umfeld oder durch äußere Umstände angestoßen und passieren ohne unser aktives Zutun, andere wiederum führen wir selbst herbei, weil wir die Notwendigkeit zur Änderung verspüren.

Die Menschen um uns können recht unterschiedlich auf die Diagnose Krebs und ihre Folgen reagieren. Je nachdem, wie sie für sich selbst mit dem Thema umgehen können und wie ihre Beziehung zu den Betroffenen ist. Die Reaktionen sind so individuell wie die Menschen, die reagieren. Tatsache ist, dass die meisten Krebspatientinnen und -patienten in ihrem Freundeskreis Veränderungen erleben – neue Menschen treten in ihn ein, vielleicht andere Betroffene, andere verlassen ihn, weil sie sich nicht mit der Krankheit von Mitmenschen belasten wollen oder können, damit einfach nicht zurechtkommen.

Natürlich hat die Erkrankung eines Menschen immer auch starke Auswirkungen auf seine Angehörigen, auf Partner, Kinder, Eltern und Geschwister. Je nach Situation und Art der Beziehung zu den Betroffenen können die Herausforderungen groß sein, aber Unterstützung durch die Menschen, die einem nahestehen, kann doch eine wesentliche Hilfe sein.

Was in der akuten Phase der Erkrankung zum Glück ohnehin meist gut klappt, kann danach, wenn wieder alles seinen normalen Gang geht, schnell verblassen und in Vergessenheit geraten. Auch bei den Betroffenen selbst, die sich zwar nach Normalität sehnen, aber durchaus die eine oder andere Erleichterung ihres Alltags schätzen würden. So kann es sich als durchaus hilfreich erweisen, über eine Umverteilung der Rechte und Pflichten innerhalb der Familie nachzudenken und die ehemals Krebskranken zu entlasten, damit diese ihre Gesundheit pflegen können und mehr Zeit für Aktivitäten haben, die ihnen guttun.

Im Leben vieler Menschen steht der Beruf an erster Stelle, was Engagement, Kraft- und Zeitaufwand und nicht selten auch die Definition des Selbstwerts anlangt. Klar, man geht arbeiten, um Geld zu verdienen. Aber wie bei Medikamenten gibt es auch beim Job „unerwünschte Nebenwirkungen". Sich dieser bewusst zu werden und den Umgang damit auf die „neuen" Bedürfnisse nach überstandener Krebserkrankung anzupassen, ist ein weiterer wichtiger Prozess für den Weg zurück in ein gutes Leben mit und nach Krebs.

Unter uns gesagt:
Glaub nie, du weißt, was passieren wird!

Vor meiner eigenen Diagnose führte ich genetische Beratungen für Patientinnen mit familiärem Brust- und Eierstockkrebs durch. Ich tat dies in Zusammenarbeit mit einer wunderbaren Psychologin, war in psychotherapeutischer Ausbildung und stand unter Supervision. Natürlich hielt ich mich für extrem einfühlsam und dachte, ich könnte mir sehr gut vorstellen, was in den betroffenen Frauen vorginge.

Bis zu dem Tag, als ich meine Diagnose bekam. Denn ganz ehrlich: Ich hätte nicht einmal meine eigene Reaktion darauf auch nur annähernd richtig vorhersagen können.

Erst war ich ja noch recht cool und sachlich, zumal ich ja schon geahnt hatte, was Sache ist. Schließlich bin ich Ärztin! Also wurde die geplante Therapie besprochen, und ich dachte mir wohl: „Okay, das ist zu tun. Werde ich hinkriegen." Dann fragte ich nach den zu erwartenden Nebenwirkungen und hatte dabei eher die Überlegung, ob ich starke Übelkeit zu erwarten hätte. Als der Onkologe aber zu mir sagte, „Sie werden wohl Ihre Haare verlieren", schossen mir die Tränen in die Augen.
Seit damals ist mir bewusst, dass man niemals auch nur ahnen kann, was ein anderer Mensch empfindet, wie er reagiert.
Nicht einmal er selbst.

⟩⟩⟩

Die innere Kraft (wieder)finden

Wie gut oder schlecht man krisenhafte Situationen bewältigen kann, ist sehr stark von der mentalen Herangehensweise abhängig. Um es einfacher zu formulieren, könte man auch sagen, es ist alles nur eine Frage der richtigen Einstellung. Diese ist nicht allein von der oben angesprochenen Psychostruktur bestimmt und kann daher auch verändert werden.

Mit anderen Worten: Man kann sich aussuchen, was man denkt, welche Gedanken und Betrachtungsweisen man zulässt und für sich als richtig erachtet. Das (nicht umsonst) berühmte Beispiel des halb vollen/halb leeren Glases Wasser veranschaulicht gut, was gemeint ist.

Quelle ihrer inneren Kraft ist für viele Menschen Spiritualität im weitesten Sinne. Darunter verstehen wir unser Verhältnis zur geistigen Welt, also nicht zur „greifbaren" Realität. Der Begriff an sich wird individuell sehr unterschiedlich verstanden und kann Beziehungen zu geistigen Wesen wie Gott oder Engeln umfassen, also religiöser Natur sein. Er kann aber auch weitgreifender gefasst werden als alles, woran man glaubt oder was man glaubt – oder auch dafür stehen, sich mit existenziellen Fragen geistig auseinanderzusetzen.

Ob sie sich nun selbst als spirituell bezeichnen oder nicht, viele Menschen sind sich der Auswirkungen ihrer geistigen Prozesse bewusst und erkennen, dass zur inneren Kraft und Weiterentwicklung Ruhe und Achtsamkeit nötig sind.

Aus diesem Grund findet die Meditation immer mehr Anhänger, weil die Menschen durch sie in ihre Mitte zurückfinden.

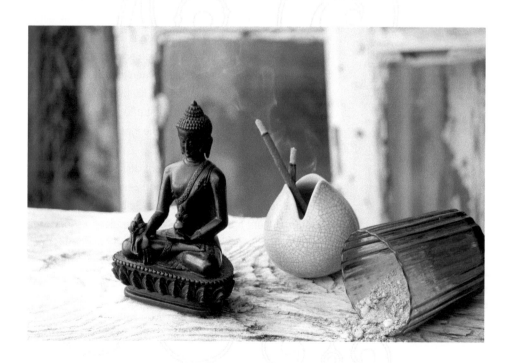

Der Weg zurück in die Normalität – gibt es die?

Die Erkrankung und die zu ihrer Bekämpfung notwendigen Therapien gut zu überstehen, ist in jedem einzelnen Fall für jeden betroffenen Menschen eine riesige Herausforderung. Für viele die größte, der sie sich jemals stellen mussten. Hinterher, wenn die Therapie überstanden ist und alle Befunde in Ordnung sind, müsste man eigentlich der glücklichste Mensch der Welt sein. Möchte man glauben. Leider ist das in der Realität aber oft gar nicht so. Zu viel hat sich verändert.

Schon während der Behandlungen wünschen wir uns nichts sehnlicher, als so rasch wie möglich wieder in eine ungestörte Normalität zurückzukehren. Erst recht, wenn die Therapie abgeschlossen ist. Der verführerische Gedanke, es möge doch bitte alles wieder „ganz normal" sein, verleitet allerdings leicht dazu, die Augen davor zu verschließen, dass manches nicht mehr so ist, wie es einmal war. Möglicherweise wird es auch nie wieder so sein.

Weil sich aber praktisch jeder Mensch, der einmal Krebspatient war, durch das Erlebte verändert hat, gibt es eine ganz wichtige Frage, die man sich für die eigene Zukunft unbedingt stellen sollte: „Tue ich in meinem Leben nach dem Krebs so, als wäre nichts gewesen, oder nutze ich die Chance zur Veränderung?"

Unter uns gesagt:

*Verdammter Körper,
warum tust du mir das an???*

Ernsthaft! Ich habe wirklich einmal meinen Körper gefragt, warum er mir das antut! Mitten in der monatelangen Chemotherapie wegen dieser Leukämie, die mir selbst keine Beschwerden machte. Es gab ja eigentlich auch nur einen seltsamen Blutbefund und später dann das schlechte Ergebnis der Knochenmarkbiopsie.

Das wirkliche Elend kam mit der Therapie über mich. Manchmal fühlte ich mich, als wäre ein Bus über mich drübergefahren, meine Zunge konnte „salzig" nicht mehr schmecken, die Glatze fand ich richtig schrecklich! Es hatte etwas beinahe Surreales, dass mich die Behandlung einer Krankheit, die weder zu sehen noch zu spüren war, so übel zurichtete. Das verlangte ganz schön viel „vernünftig sein" von mir.

Schon vor der Krankheit war ich in einer Selbsterfahrungsgruppe, in der es um Körperwahrnehmung ging. Ich war gerade zwischen zwei Chemos und hatte keine Lust, hinzugehen. Aber ich ging dann doch, weil es zu meiner Ausbildung gehörte und ich schon dafür bezahlt hatte.

Also: Augen zu und durch. Dachte ich. HAHA!

›››

Was sich alles verändern kann …

Die Spuren, die eine Krebserkrankung hinterlassen kann, sind manchmal sehr offensichtlich, können aber auch ziemlich unscheinbar sein. Oft sind sie so gut verborgen, dass man sie sogar als Betroffener bei sich selbst nicht bewusst wahrnehmen kann – oder will.

Körperliche Folgen

Auf der körperlichen Ebene sind neben den sichtbaren Folgen wie Gewichts- oder Haarverlust andere Neben- und Nachwirkungen der Therapien möglich, die auch noch einige Zeit nach der Behandlung auftreten können. Zum Beispiel Gelenkschmerzen, Funktionseinschränkungen, Missempfindungen in den Beinen, Lymphödeme, Störungen des Geschmackssinns, Übelkeit, Schwäche oder Schwindel und vieles mehr. Wenn man durch die Erkrankung auch zu längeren Phasen der körperlichen Inaktivität gezwungen war, baut man Muskeln ab, man ist geschwächt und fühlt sich kraftlos.

Psychische Folgen

Neben den körperlichen Veränderungen, die auch von Außenstehenden mehr oder weniger gut nachvollzogen werden können, treten auf der psychischen Ebene Phänomene auf, die alles andere als offensichtlich sind und oftmals den Betroffenen selbst nicht so ohne Weiteres bewusst werden. Durch den Krankheitsprozess können unterschiedlichste Gefühle ausgelöst werden:

◆ Wir haben Angst – vielleicht sogar um unser Leben.
◆ Wir fühlen uns bedroht.
◆ Wir sind einmal hoffnungsfroh und dann wieder verzweifelt.
◆ Wir sind traurig und dann wieder glücklich, weil wir „es geschafft haben".
◆ Wir fühlen Wut oder Zorn, sind aggressiv und dann wieder resignierend.

Die emotionale Verarbeitung des Geschehens kann das Selbstwertgefühl beschädigen durch Gefühle des Ausgeliefertseins und der Machtlosigkeit. Die Selbstwahrnehmung verändert sich schon dadurch, dass man sich selbst als

---

Stattdessen sind mir dann aber die Augen aufgegangen. Als ich mich darauf einließ, in meinen Körper hineinzuspüren, kriegte ich plötzlich eine Riesenwut auf diesen Körper!
Ich habe ihn innerlich beschimpft und in Gedanken angebrüllt: „Warum tust du mir das an???" Da waren ganz viel Schmerz und Angst und auch Aggression. Und ein ganz seltsames Gefühl, das ich nicht wirklich zuordnen konnte. Viel Zeit musste vergehen, ich musste ein zweites Mal krank werden und nochmal durch die Therapie durch, bis ich endlich kapieren konnte, was da wirklich passiert war.

Menschen, die sich da auskennen, nennen das Dissoziation. Das Ausblenden von etwas, mit dem man nicht umgehen kann oder will. Ich für meinen Teil hatte meine Körperempfindungen so gut wie möglich ausgeblendet, und als mich dann die Übung zum Hinschauen zwang, überwältigte mich die Distanz in Form dieser Wut.

Ich war nicht mehr eins mit meinem Körper und er mein Feind. Mir war die Ganzheit abhandengekommen. Hätte ich es damals schon verstanden, hätte ich vielleicht etwas dagegen tun können. Aber die Erkenntnis musste erst noch reifen und brauchte dafür vielleicht noch die zweite Runde, das Rezidiv. Wer weiß …

⟩⟩⟩

Krebspatient bezeichnet und darüber ein gutes Stück weit definiert. Es werden Verdrängungsprozesse in Gang gesetzt, die die Verarbeitung des Erlebten verhindern und in weiterer Folge zu Panikattacken und Depressionen führen können. Die Gefahr, dass Krebspatientinnen und -patienten die Erlebnisse während ihrer Erkrankung traumatisch verarbeiten und dadurch nachhaltig beeinträchtigt bleiben, darf nicht unterschätzt werden.

Beziehungskrise mit dem Körper

Alles, was bei Krebs mit uns passiert, hat sehr viel mit unserem Körper zu tun. Denn die Krankheit ist zwar ein Problem des Erkrankten in seiner Gesamtheit, sie spielt sich aber im Körper ab. Dadurch verändern sich unsere Wahrnehmung des Körpers und unser Gefühl für den Körper. Krebs ist zwar etwas, das im Körper eines Menschen passiert, das aber den ganzen Menschen in seiner Existenz bedroht und das wir wiederum meist nur durch unser Denken, nicht unser Fühlen wahrnehmen können.

Vor der Krankheit hat uns unser Körper ja oftmals durchaus angenehme Gefühle bereitet durch gutes Essen, Sport, guten Sex und viele andere Freuden des Lebens. Die kleinen Unpässlichkeiten wie eine Grippe waren zuverlässig nach absehbarer Zeit vorbei und vergessen. Durch den Krebs ist dann mit einem Schlag alles völlig anders, weil die Krankheit eine ernstzunehmende Gefahr darstellt und das Vertrauen in unseren Körper erstmal bis in unser Innerstes erschüttert ist.

Der Krebs nimmt vielen Menschen ihre Ganzheit, weil sie sich von den unangenehmen Erlebnissen der Krankheit innerlich distanzieren wollen. Dadurch kann es passieren, dass sie sich in der Folge bis zu einem gewissen Grad als von ihrem Körper getrennt erleben. Das bringt zum Beispiel jemand zum Ausdruck, der sagt, „mein Körper fühlt sich so schwach an" anstatt „ich fühle mich schwach".

Wieder **ganz** gesund werden

Vom ganzheitlichen Standpunkt aus kann ein Mensch nur gesund sein, wenn er als Wesen aus Körper, Seele und Geist in jeder seiner Daseinsebenen gesund ist und sie auch in guter Harmonie zueinander stehen. Zu dieser Harmonie zurückzufinden ist aber nicht ganz einfach, wenn sie durch das Erlebte vielfach schwer erschüttert ist.

Die körperliche Integrität wiederherzustellen ist der erste und entscheidende Schritt zurück zur ganzheitlichen Gesundheit. Dafür lohnt es sich, den eigenen Körper zu erforschen, die körperlichen Empfindungen selbst genauso wie die Empfindungen für den eigenen Körper.

Wer bereit ist, sich damit auseinanderzusetzen und sich all dies bewusst zu machen, kann sich alsdann gezielt auf die Suche nach seinem persönlichen Weg zurück ins Leben machen. Yoga kann ein solcher Weg sein.

Unter uns gesagt:

Orakelgeschichten

Jeder, der an Krebs erkrankt, entwickelt seine ganz persönliche Hypothese, warum das passiert ist. So auch ich. Natürlich! Als ich zum ersten Mal Leukämie bekam, war ich gerade in einer wahnsinnig intensiven Zeit des Arbeitens an der Uniklinik. Ich hatte eine Fachausbildungsstelle ergattert, wenn auch befristet, ich liebte die Frauenheilkunde, und ja, ich wollte auch „etwas werden". Es war sehr stressig. Vorzeichen wie Müdigkeit durch die Blutarmut konnte ich nicht bemerken, weil ich durch zahlreiche anstrengende Nachtdienste ohnehin meist ziemlich geschafft war.

Durch einen Zufall wurde mein miserables Blutbild entdeckt, und schon war ich mittendrin im falschen Film, ich war Krebspatientin. Als Ärztin. Das geht ja eigentlich gar nicht.

Weil es in der Medizin ja die „Second hit"-Theorie gibt, die besagt, dass ein Auslöser nicht ausreicht, damit sich eine Krebserkrankung tatsächlich manifestiert, hatte ich meine ganz persönliche Krankheitshypothese schnell beisammen: Nach der Reaktorkatastrophe in Tschernobyl im April 1986 hatte ich genau dann Fenster geputzt, als die höchste Belastung mit radioaktiven Partikeln in Österreich gemessen wurde. Zack, der erste Schlag. Als ich mich dann an der Klinik durch die viele Arbeit zusätzlich überstrapazierte, zack, der zweite Schlag, und ich bekam Leukämie.

Sieben Monate später war nicht nur meine Therapie zu Ende, sondern auch mein befristeter Vertrag an der Klinik, und ich musste mir einen anderen Job suchen. Meine Fachausbildung konnte ich nicht fortsetzen, weil ich keinen Ausbildungsplatz fand, also blieb ich noch für einige Zeit an einem anderen Krankenhaus ärztlich tätig. Doch war das nicht dasselbe, und irgendwo hatte ich auch Angst, durch den Stress des Arztberufes wieder krank zu werden.

Also fand ich einen sehr guten Job in der klinischen Forschungsabteilung eines Pharmaunternehmens, der mir eine hohe Lebensqualität bot und auch noch interessant war. Drei Jahre nach meiner Diagnose fühlte ich mich meiner Sache so sicher, dass ich mir meinen Port-a-cath [1] entfernen ließ. Und dann, aus heiterem Himmel das Rezidiv.

Als das auch überstanden war, kehrte ich in den Arztberuf zurück. Weil mir erstens klargeworden war, dass nicht der Stress es war, der den Krebs ausgelöst hatte, und dass ich zweitens am Schreibtisch nicht glücklich werden konnte, weil ich die Arbeit mit Patienten so sehr liebe!

So wurde ich Ärztin für Allgemeinmedizin, medizinische Ayurveda-Spezialistin und Yogalehrerin. Das war meine Antwort auf die Frage: „Was wollte mir meine Krankheit sagen und was habe ich beim ersten Mal noch nicht verstanden, dass ich noch ein zweites Mal da durchmusste?" Nun stand ich aber wieder mit einem Port-a-cath da, und diesmal war ich was das Entfernenlassen betraf sehr lange sehr unschlüssig. Irgendwie hatte ich Angst davor, ihn rausnehmen zu lassen und wieder krank zu werden - deswegen! Mit der Zeit nervte das Ding dann doch immer mehr, und irgendwann kam ich nicht umhin, das Thema von der vernünftigen Seite her zu betrachten.

Beim ersten Mal hatte ich mich so sicher gefühlt, dass ich mir das Ding entfernen ließ, weil ich dachte, ich würde es nicht mehr brauchen. Nun sah die Sache ein wenig anders aus. Ich fühle mich überhaupt nicht sicher. Dass meine Leukämie wiederkommen kann, ist eine Realität. Wovon es abhängt, ob sie wiederkommt, weiß niemand, und es kann auch niemand vorhersagen. Aber eines ist klar: Es hängt nicht vom Port-a-cath ab, ob ich ein Rezidiv bekomme!

Also trennte ich mich von meinem treuen Begleiter, und das war nach über sieben Jahren auch höchste Zeit, weil die Verwachsungen bereits so ausgedehnt waren, dass es nur dem außerordentlichen chirurgischen Geschick meiner Freundin Tina [2] zu verdanken war, dass das Ding komplikationslos herausging. Sie war es auch, die zu meiner Beruhigung sagte: „Weg damit, du brauchst ihn nicht mehr. Und falls doch, dann bauen wir eben wieder einen ein. Aber das wird nie sein."

---

1) Ein fix implantierter, dauerhafter Zugang für Infusionen.
2) Dr. Tina Schönau ist Fachärztin für Chirurgie in Wien mit Spezialisierung auf onkologische Mammachirurgie.   >>>

Immer wieder die Frage nach dem Warum

Unvermeidlich stellt sich jeder Mensch, der mit der Diagnose Krebs konfrontiert wird, die Frage, warum (gerade) er erkrankt ist. Immer und immer wieder. Zu Beginn sehr häufig und brennend, mit der Zeit immer seltener.

Dabei entwickelt jeder Krebspatient seine ganz eigene Theorie: „Nicht, dass das irgendetwas helfen würde, aber man denkt halt nach." Dahinter steht natürlich auch der Versuch, weiteren Schaden von sich abzuwenden: „Wenn ich die Ursache herausfinde und in Zukunft vermeide, dann bleibe ich gesund", könnte man schlussfolgern.

Aber erstens klappt das so nicht. Denn selbst wenn die Ursache relativ eindeutig identifiziert werden kann – wie zum Beispiel hoher Zigarettenkonsum und Lungenkrebs –, haben sich die Folgen schädlichen Verhaltens über viele Jahre summiert und können nicht kurzfristig allein mit einer Änderung der Gewohnheiten aus der Welt geschafft werden. Außerdem ist nicht gesagt, dass diese eine Ursache allein verantwortlich gemacht werden kann. Trotzdem soll das natürlich niemanden davon abhalten, eine Verhaltensänderung zu versuchen und von einer weiteren Schädigung Abstand zu nehmen.

Zweitens sind die Frage nach möglichen Ursachen und Erklärungsmodelle zur Krankheitsentstehung ein heikles Unterfangen. Denn von der Ursachenforschung zur Schuldzuweisung ist es nur ein ganz kleiner Schritt. Das kann beispielsweise so klingen: Frau X hat immer alles in sich hineingefressen, deswegen hat sie Magenkrebs bekommen. Gedanklicher Nachsatz: „Selbst schuld." Ein solches Urteil steht niemandem zu. Umgekehrt würde man ja auch nicht ernsthaft auf die Idee kommen, jemanden für seinen selbstverschuldeten Beinbruch beim Schifahren zu verurteilen.

Unter uns gesagt:
Im Hier und Jetzt gibt es keine Angst

Nach meiner ersten Leukämie war ich recht entspannt, was meine Chancen anlangte. Ich war einfach froh, dass alles gut gegangen war und ich in recht guter Verfassung war, sodass ich mich in meine Normalität zurückbeeilte und mich um solche Dinge wie ein Rezidivrisiko recht wenig kümmerte.

Zwar fand ich heraus, dass mit meiner Art der Erkrankung und ihrem Verlauf zu achtzig Prozent mit einem Wiederauftreten der Leukämie zu rechnen sei. Aber ich dachte mir: Hey, was heißt achtzig Prozent? Entweder werde ich wieder krank – das sind dann für mich hundert Prozent, oder ich werd's nicht – null Prozent. Also, was soll ich mit achtzig Prozent anfangen? Und so machte ich mir vor, es wäre alles easy und fein, ich bräuchte nur fest daran zu glauben, dass ich meine Lektion gelernt hatte und es das Schicksal doch nicht so schlecht mit mir meinen könnte.

〉〉〉

Gibt es so etwas wie eine „Krebspersönlichkeit"?

„Sorgen machen Brustkrebs" ist einer der immer wieder gehörten Sprüche zu landläufig verbreiteten Krebsentstehungsgerüchten. Aus diesem fragwürdigen Erfahrungsschatz schöpfen nicht nur die selbst Betroffenen, sondern auch jene außenstehenden Experten, die als Quellenangabe nicht mehr als ein „sagt man" anführen können.

Inzwischen ist von seriöser wissenschaftlicher Seite allerdings unumstritten nachgewiesen, dass es keine sogenannte Krebspersönlichkeit gibt. Es konnten kein psychisches Muster und auch keine typische Verhaltensweise identifiziert werden, die dazu führen würden, dass man an Krebs erkrankt. Der oben zitierte „weise" Spruch darf also guten Gewissens als „Unfug" entsorgt werden.

Von der Frage nach dem Warum zur Schuldfrage

Mit Schuldzuweisungen – an sich selbst oder an andere – ist in Sachen Krebs generell selten Positives zu erwirken. Möglicherweise abgesehen von Schadenersatzforderungen, die nachweislich zu Recht gestellt werden und finanzielle Entschädigung zur Folge haben. Von dieser seltenen Ausnahme abgesehen, begeben sich Menschen, die Beschuldigungen erheben und Schuldige suchen oder Hypothesen darüber schmieden, was gewesen wäre, wenn…, generell in die Defensive und machen sich dadurch selbst zum Opfer. Logische Konsequenz daraus ist, dass sich der eigene Handlungsspielraum mehr und mehr einschränkt, weil in der Opferposition der Glaube an die eigene Kraft zusehends schwindet und Gefühlen der Machtlosigkeit und des Ausgeliefertseins weicht.

Ob wir uns nun den Kopf mit der Frage nach den Ursachen zermartern oder nicht, Tatsache ist, dass sie uns bei der Bewältigung der Krankheit genauso wenig hilft wie bei der Ausrichtung unseres Lebens nach dem Krebs. Die Ursachen der Krankheit liegen jedenfalls in der Vergangenheit und können daher auch bei umfassender Kenntnis nicht mehr verändert werden. Die Vergangenheit hilft uns also nicht weiter. Das können auch Schuldzuweisungen nicht, weil sie nicht lösungsorientiert sind.

Anstatt sich zu fragen, „Warum habe ich diese schreckliche Krankheit?", kann man sich auch Fragen stellen, die das Erlebte als Erfahrungsquelle für eine möglicherweise bessere Gegenwart und Zukunft zugänglich machen: „Was will mir die Krankheit sagen?" und in der Folge: „Was habe ich durch die Krankheit über mich erfahren?". Die Antworten auf diese Fragen können einen wertvollen Schatz an Erkenntnissen begründen, auf dem wir unser „neues Leben" aufbauen können. Nicht als zukünftiges Leben, sondern im Hier und Jetzt.

Die Krankheit als Wendepunkt

Mit der Diagnose Krebs verändert sich unser Leben. Sie ist bedrohlich, angsteinflößend, bedeutet, dass man vielleicht sogar daran sterben kann. Mit einem Schlag sind wir mit unserer Endlichkeit konfrontiert. Das ist ein ungeheuerlicher Schock!

Unser Vernunfthirn sagt zwar: „Wir alle müssen einmal sterben", aber das Sterben ist aus unserer Gesellschaft und damit aus unserer Wirklichkeit normalerweise komplett ausgeblendet. Gestorben wird im Krankenhaus,

Doch siehe da, eines Tages war sie wieder da, die Leukämie, und das traf mich wie eine Keule. Es zog mir völlig den Boden unter den Füßen weg, ich fiel in ein tiefes, schwarzes Loch. Von der neuerlichen Diagnose war ich drei oder vier Tage lang so geschockt, dass mein einziger Gedanke war, ich überlebe das nicht. Als ich wieder etwas klarer im Kopf wurde und mir vorzustellen begann, was mich denn nun erwarten könnte, wurde ich hin- und hergerissen zwischen dem, was ich wusste, weil ich es schon erlebt hatte, und dem, was ich mir an schrecklichen Komplikationen ausmalte. Doch das war kaum auszuhalten, und dann sagte ich mir: Hör auf damit, dir vorzustellen, was alles passieren könnte!
Schau doch einfach, wie es ist!

Genau das habe ich dann getan. Jeden Morgen, wenn ich aufwachte, fragte ich mich: Wie geht's? Und dann antwortete ich mir: Eigentlich nicht so schlecht. Oder: Ganz gut. Oder: Nach der Chemo gestern habe ich das Gefühl, es ist ein Bus über mich drübergefahren. Aber das geht vorbei, und nach drei Tagen bin ich wieder obenauf. War immer so, wird jetzt auch wieder so sein. Und war dann auch so.

Ich hatte einen Weg gefunden, das Gedankenkreisen um die bange Frage, was alles passieren könnte, zu ersetzen durch die Frage: Wie geht's mir jetzt? Zur Antwort horchte ich in meinen Körper hinein und fand dort fast immer eine beruhigende Reaktion. Einige Zeit später, als alles vorbei war, fand ich heraus, dass ich auf diese Art ganz von selbst und für mich die Achtsamkeit entdeckt hatte, die uns in den gegenwärtigen Moment zurückbringt.

»»

nicht mehr zu Hause im Kreise der Familie, und so sehen viele Menschen in ihrem ganzen Leben niemals jemanden sterben. Mit der Diagnose Krebs wird die Bedrohung des eigenen Lebens durch den Tod mit einem Mal etwas, das einen selbst konkret betrifft und vielleicht schon früher eintritt, als man sich das vorstellen mag. Das kann die Perspektive doch sehr verändern.

Vom Patienten zum Survivor

Im angloamerikanischen Sprachraum werden Menschen, die Krebs hatten, so treffend als „Survivors" bezeichnet. Fast hört man sie sagen: „Ja, wir haben überlebt und sind stolz darauf." Um wie viel positiver das klingt als „Krebspatient"! Immerhin bedeutet das lateinische Wort „patiens", von dem sich Patient ableitet, leidend. Es trifft auf die Situation zu, in der man sich befindet, wenn man Krebs diagnostiziert bekommt. In dieser Situation ist man zunächst einmal passiv, erleidet etwas. Doch in dieser Passivität wollen die wenigsten Menschen verharren.

Eigentlich gibt es ja nur diesen einen Moment im Hier und Jetzt. Alles andere ist ein Produkt unserer Gedanken und der Verarbeitung unserer Wahrnehmung, und somit haben wir es bis zu einem gewissen Grad in der Hand, unsere Zukunft, aber auch unsere Vergangenheit selbst zu gestalten, indem wir positive Gedanken kultivieren und anderen, negativen Gedanken weniger Beachtung schenken und ihnen dadurch ihre Macht über uns entziehen.

Natürlich überkommen mich noch immer von Zeit zu Zeit angstvolle Gedanken. Zum Beispiel, als vor zwei Jahren mein Mammografiebefund nicht ganz in Ordnung war. Bei solchen Gelegenheiten gibt es in meinem Kopf schon einmal Donnerwetter und Schreckensszenario. Aber ich kann mich dann auch gleich wieder an meine Erfahrung aus der Chemo erinnern, in die Gegenwart zurückholen und mich meines Daseins erfreuen.

Als dann vor einem Jahr bei der Kontrollmammografie wieder alles in Ordnung war, war ich nicht nur sehr erleichtert, sondern auch dankbar für die Erinnerung daran, dass es alles andere als selbstverständlich ist, gesund und am Leben zu sein.

Was für eine Freude!

Wie man in der Folge mit der Diagnose umgeht, ist im Einzelfall sehr unterschiedlich, so wie wir alle eben sehr unterschiedliche Persönlichkeiten sind. Da gibt es Kämpfer, Opfer, Verhandler, Verweigerer, Musterpatienten, Besserwisser, Amokläufer, Klagende und viele andere Persönlichkeitsvarianten, die alle in ihrer individuellen Art auf das Unfassbare reagieren.

Auf die Diagnose selbst haben wir keinen Einfluss, sie ist oft nicht einmal dann veränderbar, wenn weitere Meinungen von außenstehenden Experten eingeholt werden. Mit der Therapie bekommen wir wieder ein kleines Stück eigenen Willen zurück. Denn auch wenn es in den meisten Fällen alles andere als sinnvoll ist, hat man das Recht, die Therapie zu verweigern.

Entscheidung für das Leben

Wer sich auf die Therapie einlässt, trifft damit die Entscheidung, sich dem Kampf zu stellen, mit dem Ziel, zu überleben. Das kann man auch als eine Entscheidung für das Leben sehen. Nach der Therapie kann man wieder eine Entscheidung treffen, und zwar für ein gutes Leben. Die Frage, wie ein gutes Leben im Detail aussieht, beantwortet freilich jeder Mensch anders, und die persönliche Einschätzung, was gutes Leben für einen selbst bedeutet, fällt wahrscheinlich vor und nach einer Krebserkrankung ziemlich unterschiedlich aus.

Der Weg zurück ins Leben nach einer Krebserkrankung ist nicht immer einfach, ist er doch oft mit zahlreichen kleinen oder größeren Hindernissen gepflastert. Die Bewältigung von Widrigkeiten, mit denen wir konfrontiert werden, kostet einerseits Kraft, stärkt uns aber andererseits, wenn sie uns glückt. Viele Betroffene berichten, dass sie nach ihrer Erkrankung vieles klarer erkennen können, zum Beispiel was sie wollen und was sie nicht wollen, und dass sie gut auf sich achten müssen.

Jede Krise birgt die Chance zur Veränderung in sich. Wer eine Krebserkrankung durchgestanden hat, kann das als persönliche Erfolgsgeschichte betrachten und sie zum Anlass nehmen, Veränderungen im eigenen Leben herbeizuführen.

Wer weiß, vielleicht wird gar ein Neubeginn daraus?

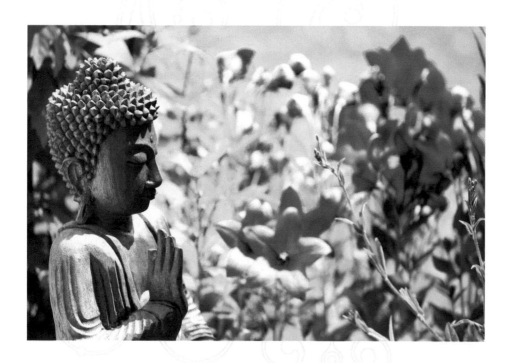

Gesundheitsfaktor Ernährung

Im Laufe des Lebens stellen sich viele Menschen immer wieder die Frage, was sie für die eigene Gesundheit und das Wohlbefinden tun könnten, umso mehr, wenn man eine schwere Krankheit überwunden hat.

Dabei spielt das Thema Ernährung natürlich eine ganz wichtige Rolle, weil uns allen mehr oder weniger stark bewusst ist, dass das, was wir essen, Einfluss auf unsere Befindlichkeit hat. Aber was genau „richtige" Ernährung und gut für unsere Gesundheit ist, kann eigentlich kein Experte so überzeugend beweisen, dass sich nicht postwendend ein anderer, mindestens genauso anerkannter Experte zu Wort melden würde, der genau das Gegenteil als Wahrheit verträte.

So hat sich niemals eine einzige Ernährungslehre als absolut richtig und universell gültig durchsetzen können, weswegen es immer wieder unterschiedliche Modeströmungen in Sachen Ernährung gibt und Trends wie Low Carb oder vegane Kost zwar inhaltlich entgegengesetzt angelegt sind, von ihren jeweiligen Anhängern aber mit der gleichen Begeisterung gepriesen und verteidigt werden.

Was nun die Ernährung bei Krebserkrankungen anlangt, sind im Laufe der letzten Jahre und Jahrzehnte unterschiedlichste Diäten empfohlen worden – mit völlig gegensätzlichen

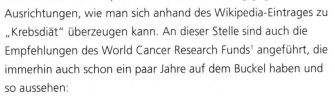

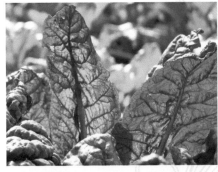

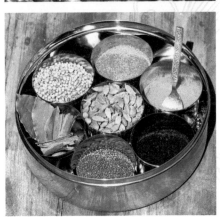

Ausrichtungen, wie man sich anhand des Wikipedia-Eintrages zu „Krebsdiät" überzeugen kann. An dieser Stelle sind auch die Empfehlungen des World Cancer Research Funds[1] angeführt, die immerhin auch schon ein paar Jahre auf dem Buckel haben und so aussehen:

- Es wird empfohlen, so schlank wie möglich zu bleiben, und zwar innerhalb des normalen Körpergewichtsbereichs.
- Körperliche Aktivität sollte ein Teil des täglichen Lebens sein.
- Der Verzehr energiedichter Lebensmittel sollte begrenzt werden, zuckerhaltige Getränke sind zu vermeiden.
- Es wird empfohlen, überwiegend pflanzliche Lebensmittel zu verzehren.
- Es wird empfohlen, den Verzehr von rotem Fleisch zu begrenzen und den Verzehr von verarbeitetem Fleisch zu vermeiden.
- Empfohlen wird eine Begrenzung des Konsums alkoholischer Getränke.
- Empfohlen wird eine Begrenzung des Salzkonsums; der Verzehr von verschimmeltem Getreide oder Hülsenfrüchten ist zu vermeiden.
- Der Nährstoffbedarf sollte ausschließlich durch Lebensmittel gedeckt werden.

Wenn man sich nun im Detail auch fragen mag, warum ausgerechnet verschimmeltes Getreide und Hülsenfrüchte zu meiden seien, während andere verdorbene Lebensmittel unerwähnt bleiben, so ist die Empfehlung des World Cancer Research Funds doch grundsätzlich in Ordnung, weil sie die Kriterien einer gesundheitsfördernden Lebensführung erfüllt.

Das Wissen um ein gutes Leben

In jeder Gesellschaft ist das Wissen um ein gesundes Leben und den Umgang mit Krankheiten Teil der überlieferten Kultur. Leider gerät der reichhaltige Erfahrungsschatz um Hausmittel und Heilkräuter in der Natur vor unserer Haustür in unseren Breiten immer stärker in Vergessenheit. Nicht so in Indien, wo mit dem Ayurveda das jahrtausendealte Wissen um ein gutes Leben (wie die wörtliche Übersetzung des Begriffes lautet) seit jeher zum Wohle der Gesundheit genutzt wird. Aber auch hierzulande entdecken immer mehr Menschen die Vorzüge der indischen Gesundheitslehre, hat doch der Ayurveda eine ganze Menge an sehr nützlichen, gut anzuwendenden Empfehlungen für das tägliche Leben und die gesunde Ernährung, die im Folgenden kurz erläutert werden sollen.

Ayurveda – das Wissen der traditionellen indischen Medizin um Ernährung

Unabhängig von der individuellen Konstitution und aktuellen äußeren Einflüssen gibt es im Ayurveda einige allgemeingültige Regeln zur Ernährung, die Wohlbefinden und Gesundheit unterstützen. Sie haben ausgleichende Wirkung, stärken den Stoffwechsel (Agni), schützen vor Verdauungsstörungen und Toxinen (Ama) und fördern die Transportkanäle (Srotas), die für eine aktive Verdauung und Zellerneuerung notwendig sind.

Die richtige Menge

Allen Aspekten des Lebens soll das entsprechende Augenmaß entgegengebracht werden, auch dem Essen. Gegessen werden soll in Maßen – zu viel wie auch zu wenig Nahrung verursacht Störungen. Die Füllung des Magens kann man sich in vier Teilen vorstellen. Nach dem Essen sollte der Magen folgendermaßen gefüllt sein: mit zwei Teilen fester Nahrung, einem Teil Flüssigkeit, ein Teil sollte leer bleiben.

Regelmäßig und nichts dazwischen essen

Regelmäßiges Essen und Vermeiden unkontrollierter Zwischenmahlzeiten ist extrem wichtig für eine gute Verdauung. Am besten ist, erst wieder zu essen, wenn die vorhergegangene Mahlzeit verdaut ist. Drei Mahlzeiten sind die Regel.

- ◆ Morgens ist unsere Verdauung noch träge, ein warmes, leichtes Frühstück ist zu empfehlen.
- ◆ Mittags ist die Verdauungskraft am stärksten, dann sollte die Hauptmahlzeit eingenommen werden.
- ◆ Abends, etwa drei Stunden vor dem Schlafengehen, kann eine leichte, warme Mahlzeit gegessen werden. Da abends der Körper am leichtesten verschlackt, sind zu später Stunde blockierende Nahrungsmittel wie Käse, Joghurt und säuerliche Speisen ungünstig.

In angenehmer Atmosphäre und in Ruhe essen, gut kauen

Wenn wir in Ruhe, aber nicht zu langsam essen und die Nahrung gut durchkauen, wird Magen und Darm eine Menge Arbeit abgenommen. Dem Genuss beim Essen gilt die volle Aufmerksamkeit ohne Ablenkung. Viel reden, nebenbei fernsehen oder lesen mindert nicht nur den Genuss, sondern stört die Verdauung und kann sogar der Gesundheit schaden. Gegessen werden sollte an einem Ort, der Wohlbefinden hervorruft.

Zu den Mahlzeiten nichts trinken

Eine Stunde vor und nach dem Essen sollte man nichts trinken, vor allem nichts Kaltes, um das Verdauungsfeuer nicht zu löschen. Als verdauungsfördernd hat sich aber das schluckweise Trinken von einem Glas heißem Wasser erwiesen. Ausnahmen vor dem Essen: verdauungsfördernde Tees, Ingwerwasser.

Selbst zubereitete Mahlzeiten aus hochwertigen, gekochten Nahrungsmitteln

Nahrung sollte stets rein sein: hochwertig, frisch und mit Liebe zubereitet. Am besten bio und so wenig industriell bearbeitet wie möglich, aus der Umgebung und saisongerecht. Man sollte versuchen, möglichst viel selbst frisch zu kochen und warme Mahlzeiten zu sich zu nehmen.

Auf ausgewogenen Geschmack achten

Die ideale ayurvedische Mahlzeit sollte alle sechs Geschmacksrichtungen enthalten: süß, sauer, salzig, scharf, bitter, herb. Das Kochen mit Ghee (Butterfett) intensiviert den Geschmack und fördert die Verdauung.

Kombinationen verschiedener Nahrungsmittel

Die lange Erfahrung des Ayurveda hat gezeigt, dass bestimmte Nahrungsmittel nicht miteinander kombiniert werden sollten, da sie sonst zu verschiedenen Erkrankungen führen. (Kombination bedeutet nicht nur gemeinsamer Verzehr, sondern auch Einnahme nacheinander innerhalb einer Stunde.) Zum Beispiel darf Milch nur mit bestimmten Nahrungsmitteln kombiniert werden: Mango, Weintrauben, Honig, Ghee, Butter, Ingwer, Pfeffer, Zucker, Reisflocken oder Gerste. Hingegen darf Milch nicht kombiniert werden mit: Fisch, Fleisch, saurem Obst, Rettich, Blattgemüse, Wein, Sesam, Senf, Zitronen, Bananen, Granatäpfeln oder Salz.

Die ayurvedische Küche bietet schmackhafte, wohltuende Ernährung und ist einer guten Verdauung zuträglich, die in der traditionellen Gesundheitslehre die Grundlage für ein gesundes Leben darstellt. Inzwischen ist die Auswahl an Ayurveda-Kochbüchern[2] riesig, und es macht Spaß, am eigenen Herd auf kulinarische Entdeckungsreise zu gehen.

Aufgabe: Was bedeutet für Sie „gutes Leben"?

Nehmen Sie ein Blatt Papier zur Hand und schreiben Sie alles auf, was für Sie zu einem guten, erfüllten Leben gehört. Punkt für Punkt untereinander. Im zweiten Schritt haken Sie die Punkte ab, die in Ihrem Leben vorhanden sind, und kreisen jene ein, die fehlen.

Die fehlenden Punkte werden sodann mit Noten versehen, die aussagen, wie wichtig Sie den jeweiligen Punkt einschätzen: von 1–lebensnotwendig bis 5–Tüpfelchen auf dem i. Dann drehen Sie das Blatt um, schreiben die Liste der fehlenden Punkte in der Reihenfolge der Benotung untereinander auf und überlegen sich, wie die Chancen zu ihrer Verwirklichung stehen und was Sie daran hindern könnte. Dann notieren Sie in kurzen Worten zu jedem Begriff, wie Sie ihn zu einem Teil Ihres neuen, guten Lebens machen könnten.

Suchen Sie sich einen Punkt von der Liste aus und schmieden Sie einen Plan, wie Sie ihn in die Tat umsetzen. Haben Sie Geduld und lassen Sie sich nicht entmutigen, wenn es nicht gleich klappt. Wenn Sie es geschafft haben und einen neuen Aspekt in Ihr gutes Leben eingebracht haben, erfreuen Sie sich daran. Heben Sie dieses Blatt gut auf und nehmen Sie es immer wieder zur Hand, um zu sehen, welche Fortschritte Sie machen. Wenn Sie dazu bereit sind, beginnen Sie das nächste Experiment für Ihr gutes Leben!

Übung: Schicken Sie Ihrem Körper ein Lächeln

Diese Übung ist eines der Highlights der „Yoga zurück ins Leben"-Stunden, meist als Teil der Schlussentspannung. Sie können sie aber sehr gut allein machen, am besten im Bett vor dem Einschlafen: Sie schließen die Augen, atmen ruhig und gleichmäßig und scannen Ihren Körper systematisch. Wie fühlen sich die Arme an, die Beine, der Rücken, der Bauch, der Brustraum, der Kopf...?

Richten Sie Ihre Aufmerksamkeit auf einen Körperteil nach dem anderen und stellen Sie fest, ob sie seinen Zustand erspüren; ist er warm/kalt, schwer/leicht, locker/angespannt etc.? Wenn Sie an eine Stelle kommen, die sich unangenehm anfühlt oder gar weh tut, dann bleiben Sie mit der Aufmerksamkeit länger dort und beobachten Sie dieses Gefühl. Wie es sich während der Betrachtung verändert oder nicht. Vielleicht entstehen Bilder oder Gedanken in Verbindung mit dem Gefühl in dem Körperteil. Versuchen Sie schließlich, ein freundliches Gefühl für diesen Körperteil zu entwickeln, und schicken Sie ein Lächeln hin ...

Literatur

Sabnis NS (2009) Entschlacken und Entgiften mit Ayurveda: Körper, Geist und Psyche klären. Knaur, München

Vaidya J (2014) Ayurveda: Kochen für die Sinne. Christian, München

1) Ernährung, körperliche Aktivität und Krebsprävention: Eine globale Perspektive. Zusammenfassung. World Cancer Research Fund, London 2007. S. 10ff.

2) Rosenberg K (2011) Die Ayurveda-Ernährung: Heilkunst und Lebensenergie mit wohltuenden Rezepten zur Gesundheitsstärkung. Südwest, München

Übung: Meditieren kann jeder!

Was Meditation ist, kann man am besten erklären, indem man zeigt, was Meditation nicht ist.

- Meditation ist nicht an nichts denken. Unser Gehirn denkt immer irgendetwas, ob wir das mögen oder nicht. In der Meditation versuchen wir, unsere Gedanken zwar geschehen zu lassen, aber ihnen nicht nachzuhängen, indem wir beispielsweise Assoziationsketten unterbrechen. Wenn sich ein Gedanke aus dem anderen heraus entwickelt, lassen wir es einfach gut sein, verlieren das Interesse daran.
Wir können versuchen, unsere Gedanken wie einen Kinofilm zu betrachten, der uns nicht mitreißt.
- Meditation ist nicht Konzentration. Denn sich konzentrieren bedeutet, seine geistige Kraft zu bündeln und die ganze Aufmerksamkeit auf eine bestimmte Tätigkeit zu richten. Aber:
- Meditation ist keine Tätigkeit. Wenn wir uns darauf konzentrieren, ein bestimmtes Ergebnis zu erzielen, engen wir uns damit vollständig ein. Durch Anstrengung kann man aber keine geistige Befreiung erreichen.

Wenn Sie noch nie in Ihrem Leben meditiert haben und vermuten, dass Sie das auch gar nicht können, dann irren Sie sich. Es ist nichts, was man können muss, man tut es einfach. Und das geht so:

Nehmen Sie in ruhiger Umgebung auf einem festen Kissen auf dem Boden Platz, und zwar so, dass Sie mit aufrechter Wirbelsäule sitzen können. Wenn das nicht bequem möglich ist, versuchen Sie es auf einem Hocker ohne Rückenlehne. Die Beine sollen im rechten Winkel, hüftbreit auseinander solide auf dem Boden stehen. Ihre Arme legen Sie entspannt auf die Oberschenkel. Der Kopf wird gerade gehalten, der Scheitel ist der höchste Punkt. Atmen Sie einige Male tief durch, wenn Ihnen das ein Bedürfnis ist. Richten Sie Ihren Rücken auf, die Schultern lassen Sie entspannt sinken. Dann dürfen Sie die Augen schließen, wenn Sie das möchten.

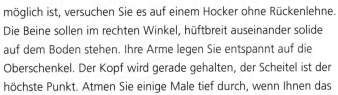
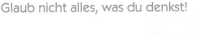
Glaub nicht alles, was du denkst!

Nun machen Sie sich Ihre Gegenwart bewusst. Spüren Sie Ihr Gewicht auf der Sitzfläche, Ihre Handflächen auf den Oberschenkeln, die Struktur Ihrer Kleidung, auf der die Hände aufliegen. Beginnen Sie, Ihre Aufmerksamkeit auf Ihren Atem zu richten. Was bewegt sich, wenn Sie einatmen, was, wenn Sie ausatmen? Spüren Sie den Luftzug an Ihren Nasenflügeln? Spüren Sie, wie sich Ihr Brustkorb beim Einatmen öffnet, wie sich die Bauchdecke bewegt? Versuchen Sie, mit Ihrer ganzen Aufmerksamkeit bei Ihrer Atmung zu bleiben. Es kann gut sein, dass Sie das nur wenige Atemzüge lang schaffen, ehe Sie von einem Gedanken fortgerissen werden.
Kein Grund zur Sorge, das ist ganz normal.

Kehren Sie einfach wieder zu Ihrem Atem zurück und versuchen Sie erneut, dabei zu bleiben, ihn zu beobachten.

Nehmen Sie sich eine bestimmte Zeit vor für Ihre Meditationsübungen. Beginnen Sie mit zehn Minuten, und setzen Sie sich dafür ein Zeitsignal. Wenn Sie einen sanften Wecker haben, können Sie ihn dafür verwenden. Wenn Sie ein Smartphone haben, können Sie sich auch eine Meditations-App herunterladen, wo man die Zeit eingeben kann und dann mit einem sanften Gong „zurückgeholt" wird.

Wenn Sie die Übung wiederholt durchführen, werden Sie merken, wie sie zusehends ihre angenehme Wirkung entfaltet und den Geist beruhigt. Wenn Sie sehr müde sind und einzuschlafen drohen, dann gehen Sie schlafen und verschieben die Meditation auf ein andermal, wenn Sie munterer sind.

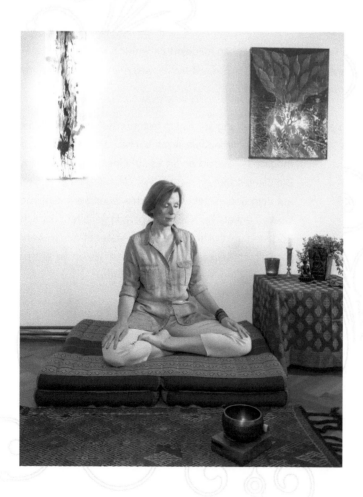

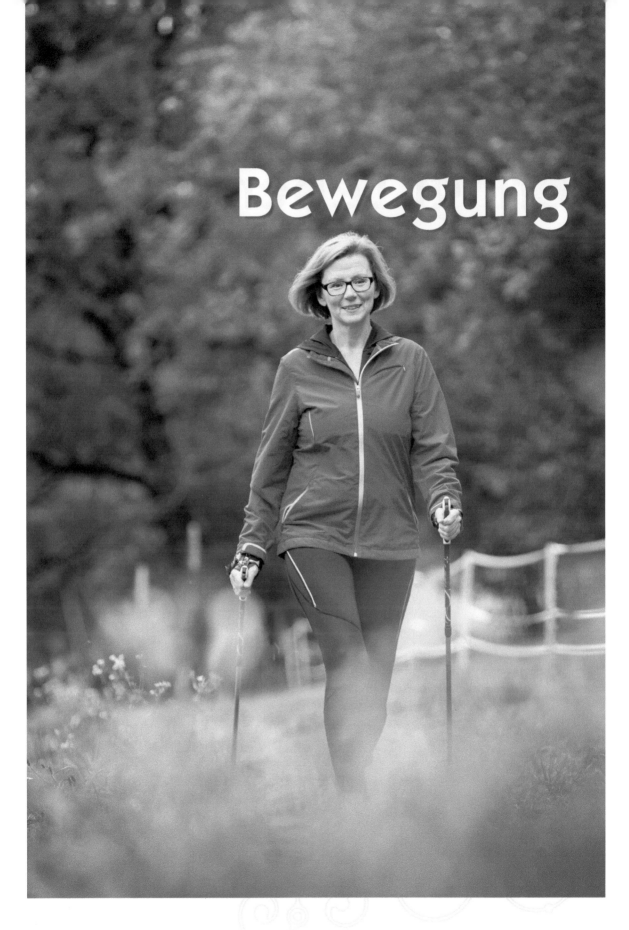

Bewegung

... bringt Leben (zurück)

Was Krankheit und Therapie bewirken und warum ausgerechnet Bewegung für Körper und Psyche besonders heilsam ist.

Immer öfter werden Krebserkrankungen schon in sehr frühen Stadien erkannt und können gezielt und erfolgreich behandelt werden. Die Erkenntnisse der Krebsforschung und Entwicklungsarbeit der klinischen Forschung haben es ermöglicht, dass moderne Therapiestrategien immer treffsicherer sind und weniger Nebenwirkungen und Folgeschäden nach sich ziehen, als das früher der Fall war. Die Folge davon ist, dass es glücklicherweise mehr Menschen als je zuvor gibt, die „ihren Krebs" gut überstanden haben und in ein annähernd normales Leben „danach" zurückkehren.

Alles vorbei ...
... und trotzdem nichts mehr so wie früher

Man sollte meinen, wir würden vor lauter Glück bis in alle Ewigkeit froh-lockend das Dasein genießen und uns durch nichts davon abbringen las-sen, wenn nur erst einmal die Therapien überstanden, die Kontrolluntersuchungen unauffällig und alle Befunde im grünen Bereich sind. Das Schlimmste ist doch überstanden! Aber warum tauchen dann immer wieder unerwartet alle möglichen Schwierigkeiten auf, mit denen man sich herumschlagen muss?

Krebs, dein unbegreiflicher Feind

Dabei finden sich viele Patientinnen und Patienten schon durch die Krankheit allein mit einer völlig absurden Situation konfrontiert. Und der Krebs hat unendlich viele Gesich-ter. Was es wiederum ein wenig verwunderlich anmuten lässt, dass wir für so viele, teilwei-se grundverschiedene Krankheitsbilder nur eine einzige, gemeinsame Bezeichnung haben. Noch dazu mit dem Namen eines Tieres, das wohl als besonders bedrohlich empfunden wurde in der Antike, als die griechischen Gelehrten um Hippokrates die damals als unheil-bar geltende Krankheit der weiblichen Brustdrüse karkinos nannten[1].

Diese Bezeichnung Krebs wurde in beinahe alle Sprachen übernommen, und wir halten auch heute noch unverändert daran fest. Was schon recht erstaunlich ist, wo doch sonst in der Medizin alles so unglaublich kompliziert benannt wird, dass es möglichst abstrakt bleibt. Oder wussten Sie, dass jemand, der mit chronischem Äthylismus diagnostiziert wird, schlichtweg zu oft zu tief ins Glas schaut? Aber das ist eine andere Geschichte.

Während sich bei manchen Menschen der Krebs als Tumor sicht- oder tastbar bemerk-bar und sogar im wörtlichen Sinn begreiflich macht, ist er für andere gerade einmal ein Blatt Papier mit unverständlichen Wörtern und Abkürzungen darauf oder irgendwelchen Zahlen, die nicht „normal" sind. Vielleicht gibt es auch noch ein Röntgenbild dazu. Aber ganz oft gibt es überhaupt nichts, was man selbst tatsächlich direkt wahrnehmen könnte. „Mein Blut fühlt sich heute so leukämisch an!" hat jedenfalls mit ziemlicher Sicherheit noch niemand gesagt, egal ob er von seinem Blutkrebs wusste oder nicht.

Dass im Körper ein erbitterter Kampf stattfindet, der im schlimmsten Fall das Leben kosten kann, ist oft genug nicht einmal spürbar. Deswegen wird diese „Diagnose Krebs" in vielen Fällen als etwas ziemlich Abstraktes und – vielleicht auch gerade deshalb – als sehr bedrohlich erlebt.

Mit allen Mitteln gegen den Feind im eigenen Körper

Schwere Geschütze sind es, die im Kampf gegen die unsterblichen, sich unaufhaltsam vermehrenden Zellen aufgefahren werden müssen. Nicht umsonst nennen wir diese Zellen „bösartig". Die müssen weg! Das ist eine Frage des Überlebens! Für die Krebspatienten. Denn die Zellen kapieren ja nicht, dass sie nichts davon haben, wenn sie den Menschen

Diagnose Krebs:
Selten sicht-
oder spürbar,
aber immer
bedrohlich.

umbringen, in dem sie ihr Unwesen treiben. Also kann es keine Gnade geben im Kampf gegen Krebs, gegen die bösen Zellen im eigenen Körper.

So wird rausgeschnitten, was einer Operation zugänglich ist. Mit der Chemotherapie werden Substanzen in den Körper eingebracht, die alles umbringen, was nicht stark genug ist, um dagegenzuhalten. Etwas Ähnliches passiert lokal begrenzt mithilfe radioaktiver Bestrahlung.

Beides funktioniert als Therapie, weil sich Krebszellen schlechter gegen Angriffe schützen können als gesunde Zellen. All ihre Aktivitäten sind schließlich in Richtung un gebremste Vermehrung und Wachstum ausgerichtet. Das machen sich bestimmte Krebs-therapeutika zunutze, indem sie genau jene Faktoren blockieren, die das Wachstum von Tumoren fördern. Eine andere Waffe sind die sogenannten Biologika. Das sind Stoffe, die mit dem körpereigenen Immunsystem zusammenspielen und gegen spezifische Eigen-schaften von Krebszellen gerichtet sind. Sie markieren die Krebszellen, dadurch fliegt ihre Tarnung auf und sie werden als Feinde erkennbar. Zellen des Immunsystems rücken an und schalten sie aus.

Es trifft auch Unschuldige …

In dem gnadenlosen Kampf gegen den Krebs lässt es sich nicht hundertprozentig ver-meiden, dass auch gesundes Gewebe getroffen und geschädigt wird. Steuer- und Regel-kreise, die das reibungslose Zusammenspiel der unterschiedlichen Körperfunktionen gewährleisten, werden durcheinandergebracht. So kann es zu den unliebsamen Nebenwir-kungen der Therapie kommen.

Im Gegensatz zum oft nicht direkt wahrnehmbaren Krebs sind die Auswirkungen der Therapie für die Betroffenen leider sehr deutlich spürbar und geben ihnen das Gefühl, wirklich krank zu sein. Mehr als die Krankheit selbst im anfänglichen Stadium.

Körperliche Folgeschäden sind messbar

Für jedes Medikament gibt es eine unendlich lange Liste mit bekannten „unerwünsch-ten Wirkungen", die man unter Umständen in Kauf nehmen muss. Manche können recht heftig ausfallen und sofort auftreten, unmittelbar während der Behandlung.

Viele Nachwirkungen der Krankheit und Nebenwirkungen der Behandlung machen sich aber erst mit einiger Verzögerung bemerkbar. Dass dann eine bestimmte, irgendwann viel später auftretende Veränderung bei einem Patienten im Zusammenhang mit der Chemo-therapie vor etlichen Monaten steht, erkennt der behandelnde Arzt vielleicht nur deshalb, weil er sie als „typische Nebenwirkung" der Substanz X oder Y kennt. Oder weil etwas gemessen wird, was nicht der gesunden Norm entspricht.

Stellt der Arzt etwa bei einem Routine-Laborbefund fest, dass bestimmte Leberwerte verändert sind, dann kann das deswegen der Fall sein, weil die Leber in ihrer Funktion als Entgiftungsorgan mit der „Schadstoff-Entsorgung" der Chemotherapie an ihre Grenzen stößt. Diese Veränderung der Laborwerte ist in Zahlen zu fassen und kann dokumentiert werden. Also ist sie real.

Im Kampf gegen den Krebs müssen schwere Geschütze aufgefahren werden, denn es geht ums Überleben…

Genauso wie ein Gewichtsverlust – eine Folge von Appetitlosigkeit, ständiger Übelkeit und vielleicht auch noch häufigem Durchfall – auf der Waage durch den Vergleich mit früheren Gewichtswerten deutlich abzulesen ist.

So gibt es eine ganze Reihe von körperlichen Veränderungen, die messbar sind, objektivierbar und damit legitim. Sie müssen also auch anerkannt werden. Anders ist das zum Beispiel bei Schmerzen, die man ja nicht direkt messen kann. Der Patient, der Pech hat und an den falschen Arzt gerät, erhält auf seine Klage über Schmerzen als Antwort, „Das gibt es nicht!", und wird so glatt zum Lügner gestempelt.

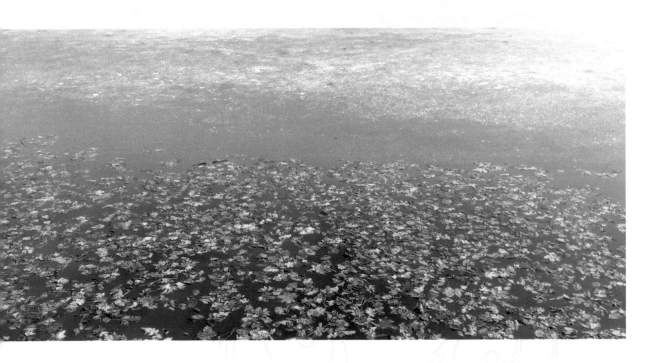

Befindlichkeitsstörungen als Nachwirkung von Krankheit und Therapie

Wenn sich Menschen nicht wohlfühlen, ist das von außen nicht immer gleich so deutlich nachzuvollziehen. Man kann Wohlbefinden ja nicht messen! Viele Betroffene behalten es denn auch lieber für sich, wenn sie sich nicht so recht wohlfühlen, und haben die unterschiedlichsten Gründe dafür, warum sie sich niemandem anvertrauen möchten. Weil sie nicht zur Last fallen wollen, ist einer davon. Oder sie fürchten, für undankbar gehalten zu werden, gegenüber dem Schicksal, dass sie eine so schwere Krankheit überstehen durften und sich nun wegen Lappalien beklagen.

Jemand, der eine Krebserkrankung und ihre Behandlung überstanden hat, kann niedergeschlagen, müde und traurig sein, kann schlecht schlafen und noch dazu das Gefühl haben, der einzige Mensch auf der ganzen großen, weiten Welt zu sein, dem es so geht. Dabei sind Befindlichkeitsstörungen wie Depressionen oder chronische Müdigkeit (auch als Fatigue-Syndrom bezeichnet) bei Krebspatientinnen und -patienten überdurchschnittlich häufig.

Es mag ein kleiner Trost sein, zu hören, dass es noch viele andere Betroffene gibt und diese unangenehmen Erscheinungen tatsächlich so etwas wie Nebenwirkungen sind. Obwohl sie sich nur auf einer subtilen Ebene bemerkbar machen und nicht direkt messbar sind, haben sie doch einen realen biochemischen Hintergrund.

Dank der intensiven Forschungen zum Thema wissen wir heute schon einiges über die Auswirkungen, die das vom Krebs und seiner Behandlung ausgelöste chemische Chaos auf Körper und Psyche hat (Miller et al. 2008). Der Stein der Weisen, um diese Nachwirkungen auszuschalten, ist zwar noch nicht gefunden, aber immerhin tun sich durch das fortschreitende Verständnis neue Möglichkeiten auf, wie wir besser damit zurechtkommen können.

Ausnahmezustand für das Immunsystem

Neben der Krankheit selbst und den Auswirkungen der Therapie sind im Körper verschiedene Systeme aktiviert, die ausgleichend versuchen, wieder eine Art Normalzustand herzustellen. Dabei ist vor allem das Immunsystem gefordert. Seine Hauptaufgabe ist es ja normalerweise, uns gesund zu halten, eingedrungene Feinde wie Viren oder Bakterien zu bekämpfen und sie zu eliminieren. So wie das etwa bei einem banalen Infekt der Fall ist.

Stellen Sie sich vor, Sie fahren in der U-Bahn, werden angehustet, die Keime fliegen in Tröpfchen eingepackt durch die Luft, werden von Ihnen eingeatmet und machen es sich auf der Schleimhaut Ihres Rachens gemütlich. Dort vermehren sie sich prächtig, werden von Abwehrzellen entdeckt, Alarm wird ausgelöst und die Gegenwehr eingeleitet mit dem Ziel, den Feind zu vernichten. Das heißt also in diesem Fall, Krankheitserreger zu eliminieren. Da das meistens nicht sofort und lückenlos klappt, bekommen Sie erst mal Schnupfen, Husten und vielleicht sogar Fieber. Wie anstrengend der Kampf gegen die Feinde ist, merken Sie spätestens dann, wenn Sie sich schrecklich fühlen und das Bett hüten müssen.

Tanz der Zytokine

Schuld daran sind die Zytokine, eine große Gruppe verschiedenartigster Substanzen, ohne die unsere Immunabwehr als System nicht funktionieren würde. Ihre Stärke ist der Nahkampf, denn sie wirken in vorderster Front am Ort des Geschehens, beim oben angeführten Beispiel also im Hals genau dort, wo sich die Krankheitserreger eingenistet haben. Zytokine werden lokal, also im erkrankten Bereich freigesetzt und bewirken all das, was eine typische Entzündungsreaktion ausmacht: Die Rachenschleimhaut ist knallrot, der Hals geschwollen, das Schlucken schmerzt und so weiter.

Was wir nicht bemerken, ist, dass durch die Zytokine Abwehr- und Fresszellen angelockt werden, die schließlich wieder die Oberhand gegenüber den Erregern gewinnen. Und das ist gut und wichtig, sonst würden wir an einem banalen Schnupfenvirus elend zugrunde gehen, hätten wir ihm nichts entgegenzusetzen.

Dass man sich im Verlauf eines (noch so banalen) Infekts auch vorübergehend so richtig krank fühlt, hat etwas mit den Zytokinen zu tun. Sie wirken nämlich nicht nur an Ort und Stelle, sondern in gewissem, wenn auch geringerem Maß im ganzen Körper und dem Gehirn.

So fanden verschiedene Forschungsteams unabhängig voneinander heraus, dass sich „normale", also gesunde Versuchspersonen schlagartig richtig krank und elend fühlten, wenn man ihnen zuvor Zytokine verabreicht hatte. Dieses Phänomen wurde als „Sickness Behaviour" beschrieben und weist erstaunlich viele Parallelen zu Befindlichkeitsstörungen von Krebspatienten auf.

Chronische Entzündungsprozesse im gesamten Organismus bewirken Schwäche- und Krankheitsgefühl.

Das Immunsystem und der Krebs

In allen Phasen der Krebserkrankung – von der Entstehung über ihr Fortschreiten, während der Therapie und danach – ist das Immunsystem von ganz zentraler Bedeutung. Denn der Krebs kann nur dadurch entstehen, dass die bösartigen Zellen von der körpereigenen Abwehr nicht als fremd und böse erkannt werden, weil sie eben „eigene" Zellen sind.

Während der Tumor wächst, reagiert die gesunde Nachbarschaft entzündlich auf den Verdrängungswettbewerb. Operationen, Chemo- und Strahlentherapie zerstören unvermeidlich auch gesunde Anteile unseres Körpers, die darauf mit Abwehr reagieren. Zytostatika, Antikörper oder Gammastrahlen, wie sie in den Therapien zum Einsatz kommen, versetzen das Immunsystem direkt in Alarmbereitschaft und rufen es auf den Plan.

So laufen in allen Phasen von Krankheit und Therapie immer auch mehr oder weniger stark ausgeprägte Entzündungsprozesse im Körper ab, die für die Betroffenen subjektiv oft gar nicht wahrnehmbar sind.

Entzündung als Wurzel allen Übels?

In Fachkreisen wird darüber diskutiert, ob chronische minimale Entzündungen nicht auch als Auslöser von Krebs eine so bedeutende Rolle spielen könnten, wie das für Herz-Kreislauf-Erkrankungen oder Diabetes längst als gesichert gilt. Freilich wird die endgültige Klärung dieser Frage noch ein wenig auf sich warten lassen und ist für die bereits Erkrankten auch nicht mehr relevant. Was man heute aber schon weiß, ist, dass ein ständig durch

Entzündung strapaziertes Immunsystem Befindlichkeitsstörungen verursachen und verstärken kann. Und das ist für Menschen mit oder nach einer Krebserkrankung schon deshalb
von großer Bedeutung, weil sich aus der Aufdeckung jener Mechanismen, die dahinterste-
cken, auch Ansätze für Lösungsstrategien ableiten lassen.

Alle Systeme im Stressmodus

Die bereits erwähnten permanenten Entzündungen sorgen für ein wahres Feuerwerk an
Zytokinen. So erscheint es nur logisch, dass diese ständig produzierten Entzündungsboten-
stoffe alle möglichen systemischen Wirkungen entfalten, also den gesamten Organismus
verändern, anstatt nur lokal aufzuräumen. Vor allem im Gehirn, das ja unsere Steuerungs-
zentrale ist und auch für die meisten unbewusst ablaufenden Prozesse das Kommando hat.
Der Dauerstress des Immunsystems wird noch durch den psychischen Stress verstärkt, den
offene Fragen und Sorgen im Zusammenhang mit der Krankheit auslösen …

Zytokine außer Rand und Band

Die vielen unterschiedlichen Substanzen, die alle unter der gemeinsamen Bezeichnung
Zytokine zusammengefasst sind, lösen also unterschiedlichste Effekte aus. Auch im Gehirn.
Dort können sie zum Beispiel die Wirkung von Botenstoffen bremsen.

Etwa die des Serotonins, das von außerordentlicher Bedeutung für die Stimmungslage
ist. Gibt es zu wenig Serotonin oder wird es in seiner Wirkung gedämpft, wie das durch
Zytokine geschehen kann, dann kann sich eine Depression entwickeln. Deshalb werden
Medikamente, die die Verfügbarkeit von Serotonin für das Gehirn erhöhen, zur Behandlung
von Depressionen, aber auch von Angststörungen eingesetzt. Dass Schokolade Serotonin
enthält, ist wohl auch einer der Gründe, warum viele behaupten, sie mache uns glücklich …

Stress im Bild

In gefährlichen Situationen kommt es darauf an, wach und aufmerksam zu sein, um
schnell auf Bedrohungen reagieren zu können. Durch Zytokine werden jene Regionen des
Gehirns besonders aktiviert, die für diese erhöhte Aufmerksamkeit gebraucht werden. Bei
chronischen Entzündungen und Dauerstress ist genau das der Fall, was man mit speziellen
bildgebenden Verfahren sogar nachweisen kann.

In bestimmten Gehirnarealen, beispielsweise im Stirnbereich, zeigt sich in der Bildge-
bung die erhöhte Aktivität in Form von charakteristischen Farbveränderungen. Damit kann
man sich also tatsächlich ein Bild vom Stress der betroffenen Person machen. Diese ständige Wachsamkeit ist im Alltag mehr belastend als hilfreich, wie man sich auch als wenig
fantasiebegabter Mensch gut vorstellen kann.

Wachsamkeit erfordert, dass man wach ist. Für die in Ausnahmesituationen und damit
im Stress erforderliche Wachheit sorgen ebenfalls Zytokine. Wer am späten Nachmittag
und frühen Abend zu viel davon im Blut hat, braucht ewig, um einschlafen zu können, und
wenn es dann endlich doch gelungen ist, werden traumlose Tiefschlafphasen seltener
erreicht. Dabei sind gerade sie es, die für die Erholung des Organismus besonders wichtig

sind. Das Resultat lautet Schlafmangel, der als Stress erlebt wird und dadurch wiederum Entzündungsmechanismen in den Zellen aktiviert. Es gelangen noch mehr Zytokine in Umlauf. Ein wahrer Teufelskreis.

Alle Zeichen stehen auf Stress

Das allgemeine Zytokingewitter lässt auch die Hormone in unserem Körper nicht unberührt und bringt die Steuerung durcheinander. Die Oberaufsicht über Entzündungsvorgänge im Körper hat das sogenannte neuroendokrine System. Wenn wir durch die ständigen Entzündungen unter Stress stehen, läuten im Gehirn die Alarmglocken, und dieses System sagt den Nebennieren, dass sie ihre Wunderwaffe in Stellung bringen sollen. Die am stärksten entzündungshemmend wirkende Substanz, die unser Körper produzieren kann, ist Cortisol, das den Beinamen Stresshormon trägt.

Cortisol wird in unserem Körper immer dann in Umlauf gebracht, wenn Gefahr im Verzug ist oder wir bedroht werden. Es ist also eigentlich für Akutsituationen gedacht, aber der Stress von Entzündung und Krankheit versetzt uns in eine ähnliche Situation. In der Folge mobilisiert Cortisol Reserven für rasch verfügbare Energie, verbrennt flugs Kohlehydrate, mobilisiert Fettreserven und erhöht den Proteinumsatz. Es wird dafür Gewebe abgebaut, was man als katabole Wirkung bezeichnet. Wir schalten auf Notfallmodus, gehen damit aber auf Dauerbetrieb.

Cortisol mobilisiert die Reserven, bis der Tank leer ist.

Cortisol, das Stresshormon, mobilisiert Reserven

Seine Wirkung vollbringt Cortisol, indem es an Rezeptoren andockt, die an der Oberfläche verschiedenster Zellen sitzen, zum Beispiel des Immunsystems. Das kann man sich so vorstellen, wie wenn man eine Türe öffnet, nachdem man den passenden Schlüssel ins Türschloss gesteckt hat. Damit dann nicht alles ungeregelt durch die offene Tür ins Innere der Zelle stürmt, sind verschiedene Signalmoleküle mitgeschaltet, die wie Wächter vor der Tür stehen und aufpassen, was alles reinkommt und wie schnell. Das System ist ein unglaublich kompliziert aufgebautes Netzwerk, das wie alle komplexen Strukturen eine gewisse Störanfälligkeit hat. Wenn da nicht alles zur richtigen Zeit in der richtigen Menge vorhanden ist, gibt es Ärger.

Wenn also akute Gefahr droht und Cortisol gerade aus ist oder nicht wirkt, haben wir ein Problem. Das kann passieren, wenn rund um die Uhr und Tag für Tag Ausnahmezustand herrscht. Die Reserven, die für Notsituationen gedacht sind, halten nicht ewig. Und Alarmglocken, die ständig bimmeln, nimmt irgendwann niemand mehr ernst.

Im Dauereinsatz verliert Cortisol seine Wirkung

Für ein leistungsfähiges Notfallsystem sind auch Ruhepausen notwendig. Im Falle des Cortisols sind die Konzentrationen im Blut an die Tagesbedingungen angepasst. Morgens, wenn wir in den Tag starten, und tagsüber, wenn wir aktiv sind, werden die höchsten Konzentrationen erreicht. Die Werte zeigen einen typischen Kurvenverlauf mit einem Maximum um die Mittagszeit. Abends sinkt der Spiegel, während der Nacht ist dann praktisch gar kein Cortisol mehr im Blut, sodass sich der Körper regenerieren und seine Reserven wieder auffüllen kann.

Ist das System unter Dauerstress, dann wird die Cortisolproduktion nicht mehr runtergefahren, sondern läuft auch nachts weiter – um den Preis, dass dann tagsüber zu den Spitzenzeiten nicht genügend Cortisol vorhanden ist. Die ehemals gesunde Cortisolkurve mit hohem Berg zu Mittag und tiefem Tal nachts verkommt zu einem verwaschenen Pegel. Das strapaziert den Rezeptor (das Türschloss), und die Zellen des Immunsystems verlieren irgendwann die Lust, auf den ständigen Alarm zu reagieren.

Die Folge: Cortisol verliert seine entzündungshemmende Wirkung. Durch den Dauerbeschuss mit Cortisol gehen die Erholungsphasen verloren, es können die Reserven, die für den Notfallmodus gebraucht wurden, auch nicht mehr aufgefüllt werden.
Was das für den Organismus bedeutet, kann man sich vorstellen.

Wie es um den eigenen Stresspegel und das Cortisol bestellt ist, kann man übrigens mittels einer Tagesprofilmessung untersuchen lassen.

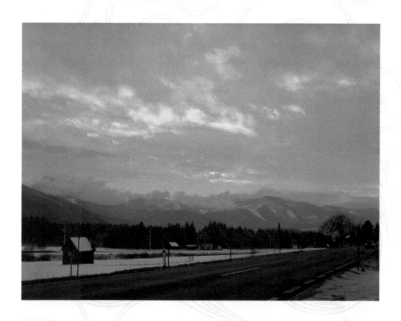

Psyche und Stress – Henne und Ei

Stress machen natürlich auch die psychischen Belastungen. Allein die Diagnose Krebs und der ständige Kampf gegen die Ungewissheiten, die diese Diagnose mit sich bringt, können riesigen Stress bedeuten. So viele bange Fragen: Welche Therapie werde ich bekommen? Wird sie wirken? Welche Nebenwirkungen werde ich haben? Werde ich arbeiten können? Wie lange wird die Therapie dauern? Wird die Krankheit wiederkommen? Wird sie sich ausbreiten? Wie werden meine Lieben damit umgehen? Und viele andere mehr.

Wie sehr diese Fragen unser Leben verändern können, machte mir kürzlich die Geschichte eines unserer Teilnehmer an „Yoga zurück ins Leben" bewusst, der vor rund fünf Jahren Lungenkrebs hatte. Es wurde ihm die halbe Lunge entfernt, und bisher sind alle Kontrollen gut verlaufen. Er sagte aber, etwa siebzig Prozent seiner aktiven Zeit tagsüber seien von der Frage „Werde ich wieder Krebs bekommen?" bestimmt. Und damit sei er für alles andere völlig blockiert. Verständlich …

Chemische Keule für das Wohlbefinden

Die psychische Belastung trägt also enorm zum Stress bei, der Stress seinerseits zu chemischen Turbulenzen im Körper, die wiederum den Stress noch verstärken. Welche Folgen das für die Entzündungsprozesse im Körper hat, haben wir bereits gesehen. Das Durcheinander von Zytokinen und Hormonen kann sich aber auch auf das Wohlbefinden ungünstig auswirken, weil es für chemische Turbulenzen im Gehirn sorgt. Im Fachjargon spricht man dann von Dysregulation im neuroendokrinen System. Klingt nicht nur kompliziert, ist es auch.

Zum Glück äußern sich die biochemisch verursachten Befindlichkeitsstörungen bei jedem Menschen anders – auf unterschiedliche Art und unterschiedlich schwer. Das mag damit zusammenhängen, wie man „gestrickt ist", also welche Persönlichkeitsstruktur und angeborene Grundausstattung man hat, welche Verarbeitungsstrategien man im Laufe seines bisherigen Lebens schon entwickelt hat. Auch wie viele psychische Altlasten im Rucksack mitgeschleppt werden, könnte eine Rolle spielen. Diese haben aber nichts mit der Ursache der Befindlichkeitsstörung zu tun – denn die begründet sich in der Biochemie des Körpers –, sondern allenfalls mit deren Bewältigung.

Erhöhtes Risiko für Depression nach Krebs

Ein Blick auf die Zahlen lässt erahnen, dass vielleicht mehr Menschen nach einer Krebserkrankung an Beeinträchtigungen ihres Wohlbefindens leiden, als wir annehmen würden, mehr als die Betroffenen selbst vielleicht glauben mögen. Nur ein Beispiel: Das Risiko, eine Depression zu entwickeln, liegt für Menschen nach einer Krebserkrankung fünfmal höher als für Menschen ohne diese Diagnose (McDaniel et al. 1995; Raison und Miller 2003). Tatsächlich leidet auch rund ein Viertel aller Krebspatienten und -patientinnen an Depressionen, und das nicht etwa deswegen, weil sie wegen der Tatsache ihrer Krankheit traurig sind, sondern weil wie gesagt ein chemischer Grund für ihre Depression vorliegt.

Lähmende Müdigkeit

Eine der häufigsten und sehr belastenden Folgen der Krebsbehandlung ist das chronische Müdigkeitssyndrom, Fatigue genannt, unter dem noch fünf bis sogar zehn Jahre nach der Therapie ein nicht unerheblicher Teil der ehemaligen Krebspatientinnen und -patienten leidet. Einer Studie zufolge sind immerhin 34 % der Patientinnen auch mehrere Jahre nach ihrem Brustkrebs noch davon betroffen (Bower et al. 2006). Und es konnten klare Beweise für Zusammenhänge mit dem Entzündungsgeschehen gefunden werden, wie überdurchschnittlich häufig abgeflachte Cortisolkurven. Obwohl sie ausreichend schlafen, sind Menschen, die unter Fatigue leiden, ständig müde und haben schon bei geringsten Anstrengungen das Gefühl, völlig überlastet zu sein. Es fehlt die Energie für Aktivitäten, alles wird als unendlich mühsam erlebt.

Kein Auge zugetan

Ständige Müdigkeit kann aber auch auftreten, wenn man den rechten Schlaf nicht finden kann. Sei es, dass man abends nicht einschlafen kann, weil man sich plötzlich hellwach fühlt, sobald man ins Bett geht, sei es, dass man schnell einschläft, weil man ja auch ordentlich müde ist, dann schon nach kurzer Zeit wieder erwacht und nicht mehr so recht einschlafen kann. Wenn beide Phänomene gemeinsam auftreten, ist es fast unmöglich, morgens ausgeruht aufzustehen und tagsüber ein einigermaßen normales Aktivitätslevel zu erreichen, wie man es von früher kennt. Die Störung kann so weit gehen, dass sich der Tag-Nacht-Rhythmus umkehrt, weil man den versäumten Schlaf ja irgendwann nachholen muss.

Fatigue-Syndrom: Man ist ständig müde, auch noch Jahre nach dem Krebs.

Mehr als die Hälfte der Krebspatientinnen und -patienten berichtet von Schlafschwierigkeiten wie weniger erholsamem, seichtem Schlaf, verlängerten Einschlafzeiten und/oder wiederholten Schlafunterbrechungen (Lee et al. 2004). Und natürlich steht zu befürchten, dass die Schlaflosigkeit mit einiger Wahrscheinlichkeit irgendwann in einer Fatigue mündet.

Störungen des Tag-Nacht-Rhythmus wirken sich besonders ungünstig aus, weil im Gleichklang mit ihnen auch die Cortisol-Produktion aus dem Ruder läuft. Was das bedeutet, haben wir schon gesehen.

Sind Störungen der Befindlichkeit unvermeidlich?

Es gibt also eine ganze Reihe von Vorgängen in unserem Körper, die während der Krebserkrankung, ihrer Behandlung und danach für biochemischen Stress sorgen. Im ganzen Organismus, speziell im Gehirn und damit letztlich auch für das Wohlbefinden. Die bange Frage, ob und wann im Laufe einer Erkrankung oder Bewältigung man von der zusätzlichen Belastung einer Befindlichkeitsstörung getroffen wird, welche es sein wird und wie schwer sie ausfallen wird, ist für den Einzelnen nicht zu beantworten.

Wohl scheint es aber Gruppen von Betroffenen zu geben, die ein höheres Risiko dafür tragen. Das sind beispielsweise Menschen mit einem starken subjektiven Stressempfinden. Besonders drastische Krebsbehandlungen wie schwere Operationen, Chemo- oder Strahlentherapien mit starken Nebenwirkungen erhöhen das Risiko für Befindlichkeitsstörungen ebenso wie ein berufsbedingt gestörter Tag-Nacht-Rhythmus.

Zugegeben, das waren jetzt wirklich eine ganze Menge schlechter Nachrichten. Nun die guten:

Wir wissen um die Ursachen.
Wir wissen, was man dagegen tun kann.
Und wir wissen, wie das geht!

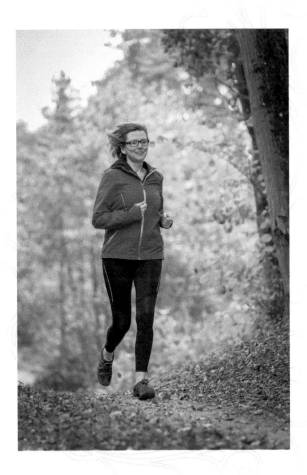

Was hat es also mit der Bewegung auf sich?

Okay. Wir sind uns einig darin, dass Bewegung generell gesund ist. Wer regelmäßig Sport macht und seine Ausdauer trainiert, kann zwar trotzdem einen Herzinfarkt erleiden, aber es ist zumindest wesentlich weniger wahrscheinlich als bei Menschen mit einer Reihe von Risiken wie Übergewicht, Bluthochdruck und Ähnlichem. Bewegung hat sich nicht nur als wirksames Mittel in der Vorbeugung von Krankheiten bewährt, auch was den Heilungsprozess betrifft, hat sie an Bedeutung gewonnen.

Zum Beispiel mussten früher Patienten mit frisch operierten Hüften tagelang flachliegend das Bett hüten, bis sie sich das erste Mal auch nur aufsetzen durften. Heute ist es ganz normal, dass sie nach der Operation so schnell wie möglich aus dem Bett geholt werden, um gleich mit den Gehübungen zu beginnen. Das kann, wenn sonst alles passt, schon am Tag nach der OP sein. Denn es hat sich gezeigt, je früher mit den Übungen begonnen wird, desto besser sind dann auch die Heilungserfolge.

Auch in der Rehabilitation wird daher folgerichtig mit gezielten Bewegungsprogrammen den verschiedensten Leiden entgegengewirkt. Ob nach einer orthopädischen Operation oder einem Herzinfarkt, ein Umdenken hat stattgefunden und sich mittlerweile fast durchgehend landauf, landab durchgesetzt. Denn es war zwar vielleicht zu erwarten, dass sich die gesundheitlichen Vorteile eines bewegungsorientierten Lebensstils auf alle Lebens- und Krankheitsphasen übertragen lassen würden, dass die Erfolge aber so überzeugend sein würden, wagte kaum jemand ernsthaft zu hoffen.

Sport wirkt vorbeugend gegen Darm- und Brustkrebs.

Lebensstil und Erkrankungsrisiko

Besonders beeindruckend ist der Zusammenhang zwischen Lebensstil und Erkrankungsrisiko bei der Gruppe der Herz-Kreislauf-Erkrankungen. Hier wurden in großen Studien und zahlreichen Untersuchungen so viele eindeutig positive Ergebnisse nachgewiesen, dass es heute nicht nur keinen Zweifel mehr darüber gibt, sondern das Wissen darüber eigentlich fix im Bewusstsein der Gesellschaft verankert ist.

Also lag es auf der Hand, den Einfluss eines sportlich aktiven Lebensstils auf das Risiko für die unterschiedlichen Krebserkrankungen zu untersuchen. Weil Darm- und Brustkrebs besonders häufige Krebsarten sind, wurden sie gleich von mehreren Forschergruppen unter die Lupe genommen (Courneya und Friedenreich 2007). Und tatsächlich konnten sie alle beweisen, dass Menschen mit einem sportlich aktiven Lebensstil weniger stark gefährdet sind, an diesen beiden Krebsarten zu erkranken.

Dem Krebs davonlaufen?

Geringeres Risiko heißt aber nicht gar keines. „Und was habe ich davon?", fragen sich dann zu Recht all jene, die schon an Krebs erkrankt sind. Erst recht, wenn sie immer sportlich aktiv waren. Wenn gesund zu leben und sich zu bewegen eine Krankheit auch nicht immer verhindern kann, so bleibt doch die Tatsache unbestritten, dass ein körperlich aktiver Lebensstil bei der Bewältigung einer Erkrankung und der Rückkehr zu einem halbwegs normalen Leben doch unterstützend wirken kann.

Der Alltag von Menschen, die Krebs hatten, ist leider oft von der Frage überschattet, ob die Krankheit wieder zurückkommt oder sich ausbreitet und ob man daran sterben könnte. Wäre doch toll, wenn man mit Sport seine Aussichten auf ein besseres und längeres Überleben verbessern könnte. Aber ist das möglich?

Vom Trend zur Gewissheit ist's ein langer Weg

Die berechtigte Frage nach den Auswirkungen eines sportlich aktiven Lebensstils auf die Prognose haben sich auch schon viele Forscher auf der ganzen Welt gestellt. Sie haben die unterschiedlichsten Aktivitäten und Krebsarten untersucht, sind aber zu keinen einheitlichen Ergebnissen gekommen, weil jeder von ihnen andere Fragestellungen mit anderen Methoden bearbeitet hat.

Sport gegen Krebs: Mäßig, aber regelmäßig!

Einzelne Studien haben – jede für sich – zu wenig Aussagekraft, kann man ihnen doch immer vorwerfen, dass sie zu wenige Probanden untersucht hätten. Deswegen sind positive Ergebnisse aus einzelnen Studien auch bestenfalls als Sensationsmeldungen geeignet. Dann liest man in der Tageszeitung Schlagzeilen wie: „Amerikanische Wissenschaftler haben herausgefunden…"

Hätte sich die Gruppe um eine Forscherin (Barbaric et al. 2010) aus Kanada nicht die Mühe gemacht, alle diese so unterschiedlichen Untersuchungen zu analysieren und zu vergleichen, dann hätten wir wohl bis heute nur wenig Ahnung, ob uns Sport nach Krebs irgendeinen nachgewiesenen Vorteil bringt.

Natürlich sind Aussagen von seriösen Wissenschaftlern üblicherweise eher vorsichtig formuliert. Aber immerhin haben die Autoren der angesprochenen Übersichtsarbeit sich dazu durchgerungen zu bestätigen, dass es einen Trend zu verbesserten Überlebenschancen für Patientinnen mit Brust- oder Patienten mit Darmkrebs bei intensiverer höherer sportlicher Aktivität zu geben scheint. Na immerhin!

Wie viel wirkt, aber schadet nicht?

Die günstige Wirkung von körperlicher Aktivität scheint eindeutig gegeben zu sein, wurde ja auch schon oft nachgewiesen, ist aber nur schwer in griffigen Zahlen auszudrücken. Warum?

Wenn man zum Beispiel ein neues Medikament erprobt, muss eine sogenannte Dosis-Wirkungs-Kurve erstellt werden. Das heißt, man untersucht, wie viel von dem Medikament muss man einnehmen, damit man zuverlässig eine bestimmte Wirkung erzielt und die geringstmöglichen Nebenwirkungen in Kauf nehmen muss. In der Praxis: Wie viel von einem bestimmten Schmerzmittel muss ich einnehmen, damit mir nichts mehr weh tut, mir aber auch nicht schlecht davon wird?

Aus den vielen verschiedenen Studien, die zum Thema Sport und Krebs durchgeführt wurden, lässt sich leider nicht direkt herausrechnen, wie oft und wie intensiv man was trainieren muss, um (soundso lange oder) länger krebsfrei zu überleben. Denn die Auswirkungen von Bewegung bzw. Sport auf ein verbessertes Überleben nach Krebs können schlecht in einen direkten Zusammenhang übertragen werden.

So lehnten sich die Autoren der Übersichtsarbeit nicht allzu weit aus dem Fenster und ließen sich gerade einmal dazu hinreißen, regelmäßige sportliche Aktivität in einer Intensität entsprechend drei oder mehr Stunden schnellen Gehens pro Woche als wirkungsvoll einzustufen. Als Tempo für schnelles Gehen wurde eine Geschwindigkeit zwischen 3,5 und 4 km/h angegeben. Eine machbare Herausforderung, wenn der Bewegungsapparat mitspielt.

Problematisch ist bei einer solchen wissenschaftlichen Auswertung natürlich immer die Vergleichbarkeit der unterschiedlichen sportlichen Aktivitäten. Deswegen kann niemand mit Sicherheit sagen, ob sich zum Beispiel Radfahren oder Schwimmen oder Laufen günstiger auf die langfristige Gesundheit nach einer Krebserkrankung auswirkt. Was auch daran liegen mag, dass wir noch immer nicht so ganz genau wissen, welche die einzelnen Mechanismen sind, die für den Überlebensvorteil verantwortlich sein könnten.

Wer trainiert, (über)lebt länger

Bewegung im Allgemeinen und sportliche Aktivität im Speziellen haben einen direkten positiven Einfluss auf die Stoffwechselvorgänge im Organismus. Das ist aus der Präventionsforschung hinlänglich bekannt, wo es ja darum geht, Krankheiten gar nicht erst entstehen zu lassen. Was die entscheidenden Kriterien für eine erfolgreiche Sekundärprävention, also das Verhindern einer neuerlichen Krebserkrankung sind, ist noch lange nicht bis ins kleinste Detail erforscht. Dennoch lässt sich vermuten, dass es sich um ähnliche, wenn nicht gar um die gleichen Mechanismen handelt, die schon aus der Vorsorge bekannt sind.

Fest steht, dass körperliche Aktivität einen direkten und positiven Einfluss auf die Stoffwechselvorgänge im Organismus hat und sie in Richtung „Gesundheit" lenkt. Eine Eigenschaft von Tumorzellen ist ihr schnelles, unkontrolliertes Wachstum. Das heißt, Krebszellen sind überaus stoffwechselaktiv, und das ist auch ihre Schwachstelle, an der alle Gegenmaßnahmen ansetzen. So auch die Bewegung. Brust- und Darmkrebs sind die beiden Krebsarten, über die wir heute diesbezüglich am meisten wissen.

Hormone als Wachstumsmotoren

Wenn es darum geht, Brustkrebs gar nicht erst zu bekommen, wirkt sich körperliche Aktivität insofern günstig aus, als sie unter anderem das weibliche Geschlechtshormon Östrogen reduziert. Bekanntlich regt dieses Hormon das Wachstum bestimmter Zellen in der Brust an, die dann zu Tumorzellen werden können. Aus diesem Grund bekommen Frauen mit hormonsensitiven Mammakarzinomen Medikamente, die dem Östrogen seine Wirksamkeit an den Zellen nehmen. Diese Substanzen werden Östrogenrezeptorblocker genannt, das Prinzip ist eine antihormonelle Therapie.

Sport unterstützt diesen Effekt, indem er dafür sorgt, dass weniger Östrogen produziert wird (Spitzensportlerinnen wirken daher manchmal etwas maskulin – auch wenn sie nicht gedopt sind) und dass wir schlanker sind. Weniger Fettgewebe im Körper bedeutet auch

Durch Bewegung werden Stoffwechselvorgänge in Richtung Gesundheit gelenkt.

weniger Speicherplatz für das Östrogen, das sich als fettlösliches Hormon in unseren Rundungen besonders wohlfühlt. Während die östrogensenkende Wirkung von Sport für Frauen mit antihormoneller Therapie eher keine Rolle spielt, hat die Verminderung des Körperfetts durchaus ihre Wirkung. Nicht nur auf die Figur.

Stoffwechsel – ständig wird umgebaut …

Ein Zuviel an Fettgewebe im Körper kann eine ganze Reihe von gesundheitlichen Schäden verursachen. So neigen Menschen mit massivem Übergewicht viel eher dazu, an Diabetes zu erkranken, als schlanke. Auch hier spielt wieder ein Hormon eine ganz zentrale Rolle, und zwar das Insulin, das in der Bauchspeicheldrüse produziert wird und in erster Linie unseren Zuckerhaushalt regelt. Insulin ist also für den Stoffwechsel enorm wichtig. Es „füttert" aber auch – ähnlich wie das Östrogen in der Brust – in manchen Organen wie dem Dickdarm Zellen, die dann zu Tumorzellen entarten können.

Wie viel Insulin sich jeweils im Umlauf befindet, hängt davon ab, wie viel Zucker im Blut ist, und auch davon, wie gut der Organismus auf das Insulin reagiert. Bei übergewichtigen Menschen gibt es den Effekt, dass der Körper allmählich genug hat von den ständigen Insulin-Überflutungen und in der Folge die Empfindlichkeit der Zellen gegenüber Insulin abnimmt, was man „periphere Insulinresistenz" nennt. Das führt wiederum dazu, dass immer mehr Insulin gebraucht wird, um den Blutzuckerspiegel unter Kontrolle zu halten.

Insulin füttert Krebszellen

Je mehr Insulin im Blut ist, desto größer ist nicht nur die Gefahr, an Diabetes zu erkranken, auch das Risiko für Darmkrebs steigt. Und da kommt wieder die körperliche Aktivität ins Spiel. Durch sie werden nicht nur die Fettpolster verbrannt, sondern der Körper wird auch wieder empfänglicher für das Insulin. Es muss weniger davon in Umlauf gebracht werden, und weil weniger Insulin da ist, werden auch keine Zellen gefüttert, die außer Kontrolle geraten könnten.

Der Umkehrschluss dazu wird in manchen Ernährungsberatungen propagiert und besagt, dass Menschen mit Krebserkrankung die Krebszellen „aushungern" könnten, indem sie keinen Zucker zu sich nehmen. Dafür konnten bisher allerdings keine hieb- und stichfesten wissenschaftlichen Beweise geliefert werden.

Zusätzlich zu diesen Beispielen von sehr speziellen Phänomenen, die mit der Krebsentstehung in Zusammenhang gebracht werden, seien vollständigkeitshalber noch zwei genannt, die schon so etwas wie medizinisches Allgemeinwissen sind. Bewegung regt die Verdauung an. Aufgenommene Nahrung wird bei einem aktiven Lebensstil schneller durch den Verdauungstrakt bewegt, die kürzeren Darmpassagezeiten senken das Risiko für Darmkrebs. Und dann sei noch ganz lapidar angemerkt, dass Sport die Immunabwehr stärkt und damit generell günstig für die Gesundheit ist und gegen Krebs wirkt.

Bewegungsmangel verstärkt ungesunde Stoffwechselvorgänge und fördert damit auch Krebs.

Rückkehr zum sportlichen Lebensstil

Bewegung verbessert die Lebensqualität. Das wissen gesunde, aktive Menschen aus eigener Erfahrung. Diese Erkenntnis setzt sich aber auch immer mehr durch für Menschen, die gerade nicht in der vollen Blüte ihrer Gesundheit stehen. Bei den Betroffenen selbst wie auch bei den Betreuenden, Therapeuten oder Ärzten.

Wer schon vor seiner Erkrankung einen sportlich aktiven Lebensstil gepflegt hat, kann auf viele positive Erfahrungen zurückgreifen. In diesem Fall wird es wahrscheinlich leichtfallen, wieder die gewohnten Aktivitäten aufzunehmen, sobald es der körperliche Zustand zulässt. Was durchaus ein Weilchen dauern kann.

Wiedereinstieg: Alles ist anders

Beim Wiedereinstieg in die ehemals gewohnte sportliche Routine können sich dann aber völlig unerwartete Schwierigkeiten auftun. Immerhin haben die Behandlungen ihre Spuren im Körper hinterlassen. Haben nicht nur (hoffentlich erfolgreich) die Krankheit bekämpft, sondern auch an den gesunden Reserven gezehrt. Das zu überstehen hat viel Kraft gekostet. Und Substanz, die nicht mit einem Fingerschnippen gleich wieder zurückzugewinnen ist.

Waren wir infolge der Therapien, etwa durch Schwäche, Unwohlsein oder weil wir uns einfach scheußlich fühlten, längere Zeit inaktiv oder gar die meiste Zeit liegend, dann haben wir zusätzlich noch einiges an Muskelmasse verloren.

Der Körper ist jedenfalls nicht mehr derselbe wie vor der Krankheit. Er fühlt sich vielleicht anders an, funktioniert in manchen Bereichen nicht mehr so gut wie davor. Die körperliche Leistungsfähigkeit hat abgenommen. Sport ist nicht mehr in der früher selbstverständlichen Intensität möglich.

Das kann doch gar nicht sein, oder? Darf das überhaupt sein?

Ja, es ist so. Für den einen mehr, den anderen weniger. Sich das einzugestehen, damit tun sich viele Menschen aber enorm schwer. Für manche ist das gar unmöglich. Besonders für willensstarke Persönlichkeiten, denen es ein großes Anliegen ist, möglichst Kontrolle über alles auszuüben und diese Kontrolle auch zu behalten, das Zepter nicht aus der Hand zu geben.

Wer die Veränderungen in seinem Körper (und seinem Leben) wahrnehmen, akzeptieren und damit umgehen kann, wird sie vielleicht auch als Chance erkennen können, neue Wege zur persönlichen Weiterentwicklung einzuschlagen. Durchaus auch in der Umsetzung von körperlichen Aktivitäten.

Noch nie sportlich gewesen? Na dann, legen Sie jetzt los!

Wer vor seiner Krebserkrankung mit Sport wenig am Hut hatte, wird sich wahrscheinlich nur schwer mit dem Gedanken anfreunden können, dass Bewegung gegen den Widerstand des körperlichen Unwohlseins Wohlbefinden bewirken könnte. Die Aussicht, dass es einem mithilfe regelmäßiger körperlicher Aktivität physisch (und psychisch) sehr bald sehr viel besser geht, erscheint doch sehr abstrakt und schwer umzusetzen.

Die Vorstellung, diesen Körper auch noch zu bewegen, wo er sich doch schon ohne aktive Anstrengung so angestrengt anfühlt, mag schon recht befremdlich wirken. Erst recht, wenn man sich in ein Trainingsprogramm stürzt, das für gesunde Menschen erstellt wurde und nicht auf die speziellen Bedürfnisse von Menschen nach einer schweren Krankheit zugeschnitten ist.

Besonders für leistungsorientierte Persönlichkeiten kann Sport in der Rekonvaleszenz dann problematisch sein, wenn die Aspekte Leistung und Wettkampf zu stark in den Vordergrund treten. In diesem Fall kann es leicht passieren, dass der Wohlfühlfaktor verloren geht.

Ist aber erst einmal die richtige Art der körperlichen Aktivität gefunden, kann man zusätzliche Motivation für regelmäßiges Üben oder Training aus der Gewissheit schöpfen, sich damit etwas wirklich Gutes zu tun. Und vielleicht bewahrt man sich damit ja auch vor einem neuerlichen Ausbruch oder einer Ausbreitung der Krankheit.

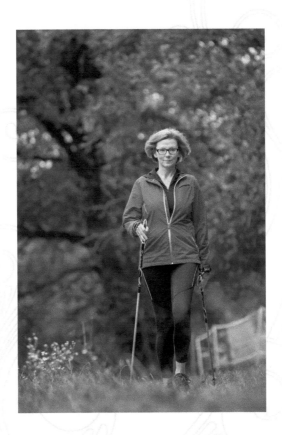

 Dranbleiben und regelmäßig üben wird man umso eher, je zuverlässiger sich nach dem Training dieses wunderbare Wohlgefühl einstellt und auch der Alltag zwischen den Übungseinheiten um vieles leichter fällt.

Literatur

Barbaric M, Brooks E, Moore L, Cheifetz O (2010) Effects of physical activity on cancer survival: a systematic review. Physiother Can 62 (1):25–34. DOI: 10.3138/physio.62.1.25

Bower JE, Ganz PA, Desmond KA, Bernaards C, Rowland JH, Meyerowitz BE, Belin TR (2006) Fatigue in long-term breast carcinoma survivors: a longitudinal investigation. Cancer 106 (4):751–758. DOI: 10.1002/cncr.21671

Courneya KS, Friedenreich CM (2007) Physical activity and cancer control. Semin Oncol Nurs 23 (4):242–252. DOI: 10.1016/j.soncn.2007.08.002

Lee K, Cho M, Miaskowski C, Dodd M (2004) Impaired sleep and rhythms in persons with cancer. Sleep medicine reviews 8 (3):199–212. DOI: 10.1016/j.smrv.2003.10.001

McDaniel JS, Musselman DL, Porter MR, Reed DA, Nemeroff CB (1995) Depression in patients with cancer. Diagnosis, biology, and treatment. Archives of general psychiatry 52 (2):89–99

Miller AH, Ancoli-Israel S, Bower JE, Capuron L, Irwin MR (2008) Neuroendocrine-immune mechanisms of behavioral comorbidities in patients with cancer. J Clin Oncol 26 (6):971–982. DOI: 10.1200/JCO.2007.10.7805

Raison CL, Miller AH (2003) Depression in cancer: new developments regarding diagnosis and treatment. Biological psychiatry 54 (3):283–294

1) Quelle: http://www.zeit.de/2011/10/Historie-Krebs

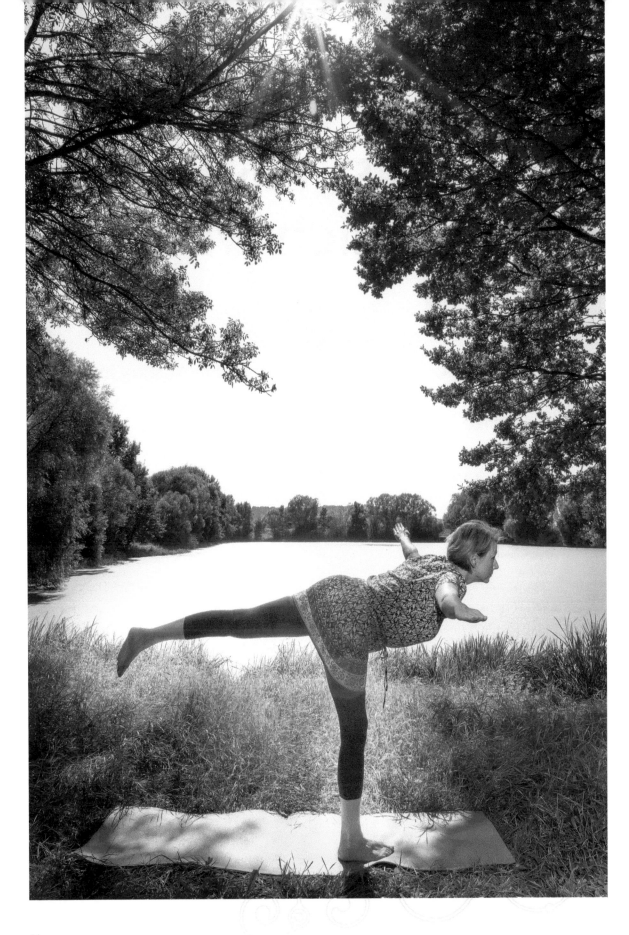

Yoga für Survivors – nachweislich wirksam

Kann Yoga bei Krebs wirklich helfen? Ein Ausflug in die Welt der Forschung geht der Frage nach, ob die Wirksamkeit von Yoga bei Menschen mit bzw. nach Krebs in klinischen Studien auch tatsächlich nachgewiesen werden kann.

Yoga ist heute ein selbstverständlicher Teil des Lebens in unserer Gesellschaft. Egal, welche Art von Yoga ausgeübt wird, den meisten Menschen geht es dabei hauptsächlich ums Wohlfühlen, und dass das funktioniert, bezweifelt kaum jemand, sogar wenn jegliche eigene Erfahrung fehlt. Von privaten Initiativen bis zu Yogastudios werden flächendeckend viele unterschiedliche Stile praktiziert und unterrichtet. So kann jeder etwas für sich entdecken, seine Art Yoga finden. Auch Menschen, die eine schwere Krankheit durchlebt haben, sind immer öfter auf der Suche, und das gilt natürlich auch für Krebspatientinnen und -patienten nach überstandener Therapie.

Die Krebsforschung der letzten Jahrzehnte war vor allem daraufhin ausgerichtet, wirksame Behandlungsmethoden zu entdecken, zu entwickeln und immer weiter zu verbessern. Damit waren die Forscher auch ziemlich erfolgreich. Mit dem Ergebnis, dass wir heute Erkrankungen, die früher ausgesprochen schlechte Prognosen hatten, mit sehr viel größerer Wahrscheinlichkeit sehr viel besser überstehen können. Wenn das doch nur für alle Betroffenen gelten könnte!

Immer mehr Menschen leben (gut) nach ihrem Krebs

Der Begriff „5-Jahres-Überlebensrate" klingt nicht besonders freundlich, aber die Statistik spricht eine klare Sprache. So wurde in einer aktuellen Studie (Allemani et al. 2015) für Deutschland erhoben, dass mehr als 85 Prozent der Frauen mit Brustkrebs, fast 65 Prozent der Darmkrebserkrankten und mehr als 91 Prozent der Männer mit Prostatakarzinom ihre Erkrankung um zumindest fünf Jahre überleben.

Mit anderen Worten ausgedrückt bedeutet das, die Anzahl jener Menschen, die nach einer Krebserkrankung in ihr „normales" Leben zurückkehren, ist groß. Und das ist eine wirklich gute Nachricht. Nach all dem, was sie durchgemacht haben, können viele aber nicht übergangslos ihr gewohntes Alltagsleben wieder aufnehmen, wo auf ihre veränderten Bedürfnisse keine Rücksicht genommen wird, weil diese vielfach nicht einmal den Betroffenen selbst bewusst sind. So kann sich auch das Umfeld schwer in ihre Situation hineinversetzen und entsprechend reagieren.

Die Unterstützung von Seiten der Gesellschaft und der Mitmenschen ist nicht von vornherein und als selbstverständlich zu erwarten. Noch immer gibt es Arbeitgeber, die sich von Mitarbeiterinnen oder Mitarbeitern trennen, weil sie nach der Krebserkrankung nicht mehr so einsatz- und belastbar sind wie davor. Beziehungen gehen in die Brüche, weil sich beide Partner verändert haben und oft auch mit der Situation einer möglicherweise lebensbedrohlichen Krankheit völlig überfordert sind. Freunde wenden sich ab, weil sie die Konfrontation mit dem Krebs nicht aushalten. In fast allen Lebensbereichen können zusätzliche Kränkungen passieren – als ob die Bewältigung der Krankheit als Herausforderung nicht schon anspruchsvoll genug wäre.

Unterstützung lohnt sich

Dennoch wird langsam, aber zunehmend erkannt, dass Menschen nach Krebs, im Englischen so treffend „Survivors" genannt, eine große, auch gesellschaftlich relevante Gruppe darstellen, für die Initiativen auf verschiedenen Ebenen notwendig sind. Zum Beispiel auf der wirtschaftlichen, weil die vollwertige Wiedereingliederung in den Arbeitsprozess ein großes Anliegen unserer Gesellschaft ist und gesündere Steuerzahler „vorteilhafter" sind als solche, die laufend Kosten im Gesundheitssystem verursachen.

Die wirtschaftlichen Interessen allein hätten aber sicherlich nicht ausgereicht, um eine Veränderung herbeizuführen. Heute gibt es eine viel breitere Öffentlichkeit für das „Schicksal Krebs". Sei es in Zeitungen, Magazinen oder dem Fernsehen, und besonders in sozialen Netzwerken, wo Menschen den Kampf gegen ihre Krankheit zum für jedermann zugänglichen Live-Ereignis machen.

Noch nie haben so viele Menschen nach ihrer Krebserkrankung ein ganz normales Leben führen können wie heute.

Dazu kann man stehen, wie man will, objektiv betrachtet hat das Thema Krebs in der öffentlichen Meinung jedenfalls einen anderen Stellenwert erhalten. Wenn Prominente über ihren Krebs sprechen oder die Geschichte von Angelina Jolies vorsorglicher operativer Entfernung von Brust und Eierstöcken aufgrund ihrer genetischen Belastung um die Welt geht, dann verändert das etwas in der Wahrnehmung der Öffentlichkeit. Auch im Bewusstsein von Nichtbetroffenen.

Hilfe von verschiedenen Seiten

Zum Beispiel wurden während der letzten Jahre einige speziell auf onkologische Rehabilitation eingestellte Einrichtungen geschaffen, weil auch die Versicherungsträger die dringende Notwendigkeit und den hohen Bedarf dafür erkannt haben. Hier werden psychologische Hilfe und bewegungstherapeutische Maßnahmen angeboten und diese anhand eines streng definierten Leistungskatalogs von den Versicherungsträgern auch finanziert.

Im Alltag außerhalb von Behandlungs- und Betreuungseinrichtungen kommt wichtige Unterstützung von privaten und halböffentlichen Initiativen wie Krebshilfe oder Betroffenen-Gruppen. Diese Hilfe kann von Beratung in rechtlichen Fragen über psychologische Unterstützung, Informationsarbeit und soziale Netzwerke bis hin zu konkreter finanzieller Hilfe reichen.

Aber die wichtigste Frage, die sich wahrscheinlich allen Betroffenen stellt, lautet:

„Was kann ich selbst tun?"

Denn trotz aller Verbesserungen in der Behandlung haben wir doch immer noch mit einigen teils lang anhaltenden Problemen zu kämpfen, die direkt oder indirekt durch die Krankheit selbst oder durch die Therapien entstanden sind. Es muss uns ja nicht immer so großartig bewusst sein, aber einmal ganz ehrlich: Sind Sie noch so fit und belastbar wie vor der Krankheit? Oder hatten Sie früher mehr Kraft und Ausdauer, waren beweglicher, aktiver, schlanker?

Krebs wirkt nach

Auch die Psyche kann durch die Erfahrungen mit der Krankheit und die daraus resultierenden Sorgen den einen oder anderen Kratzer abbekommen haben:
Sind Sie manchmal niedergeschlagen, obwohl es eigentlich keinen Grund dafür gibt?
Tauchen aus dem Nichts plötzlich Ängste auf, die es früher so nicht gegeben hat?
Haben Sie das Gefühl, vergesslich geworden zu sein oder sich nicht mehr recht konzentrieren zu können?
Sind Sie ständig müde und können dann nachts doch nicht gut schlafen?
All diese Fragen zielen auf Phänomene ab, die als Neben- und Nachwirkungen von Krebserkrankungen und ihren Therapien leider keine Seltenheit sind. Sie sind weiter verbreitet, als man vermuten würde, und haben eine Beeinträchtigung der Lebensqualität zur Folge. Wie schon im vorangegangenen Kapitel ausführlich beschrieben, stellt Bewegung vielfach ein sehr effizientes Mittel gegen fast alle diese Erscheinungen dar.

Der Krebs hinterlässt Spuren – im Körper, wie auch in der Seele.

Vieles geht einfach nicht

Unglücklicherweise – und das liegt in der Natur der Sache – haben Menschen mit Krebs nicht selten gute Gründe, die sie von sportlichen Aktivitäten abhalten. Wer möchte schon Rad fahren gehen, wenn er sich nicht wohl oder gar krank fühlt, oder laufen gehen, wenn schon nach hundert Metern die Luft wegbleibt? Wer will sich mit fehlender Haarpracht und aus der Form geratener Figur im Fitnessclub neben offensichtlich gesunden Menschen im Spiegel sehen? Das kann selbst dem stärksten und gesündesten Selbstbewusstsein ordentlich zusetzen.

Die Befindlichkeitsstörungen, gegen die Sport doch so gut helfen soll, können den Betroffenen aber das Gefühl geben, es sei völlig unmöglich, körperlich aktiv zu werden. Gegen die Widerstände von Antriebslosigkeit, Müdigkeit und der Angst, „es nicht zu schaffen", ist es schwer, ein empfohlenes oder angestrebtes Trainingsprogramm in die Tat umzusetzen – oder auch nur zu beginnen.

Yoga kann die sinnvolle Alternative zu konventionellen Sportarten sein, die auf Ausdauer, Kraft- und Koordinationstraining ausgerichtet sind. Es braucht keine so große Überwindung, in eine Praxis einzutauchen, die im Allgemeinen mit Entspannung assoziiert wird. Wenn sich dann herausstellt, dass durch Yoga der Körper doch auch herausgefordert wird und uns das richtig guttut, na umso besser!

Im Yoga geschieht vieles im und mit dem Körper, keine Frage. Aber auch auf der geistigen Ebene kommen Prozesse in Gang, sodass man Yoga wirklich als ganzheitliches Geschehen bezeichnen darf. Das mag denn auch der Grund dafür sein, warum Yoga nicht nur die physischen Beschwerden infolge einer Krebsbehandlung lindert, sondern sich auch überaus positiv auf die damit verbundenen Befindlichkeitsstörungen auswirkt. Darum ist Yoga so ideal für den Weg zurück ins Leben nach Krebs.

Im Yoga ist Wettkampf kein Thema. Trotzdem ist es wichtig, Fortschritte zu machen.

Kann man Yoga als Sport bezeichnen?

Yoga wird in der öffentlichen Meinung eher als Entspannungstechnik gesehen und kaum als Sport wahrgenommen. Vor allem von Menschen, die es noch nie ausprobiert haben.

Hätten Sie gedacht, dass Yoga mindestens so wirkungsvoll, teilweise sogar wirksamer als herkömmliches Training ist? Zu diesem doch einigermaßen unerwarteten Ergebnis kam jedenfalls eine Untersuchung (Ross und Thomas 2010), die Daten aus mehreren Studien auswertete, in denen die Wirkung von Yoga und konventionellem Training auf verschiedene gesundheitsbezogene Messwerte bei gesunden und bei chronisch kranken Menschen untersucht worden war.

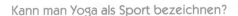

Der Vergleich von sogenannten Asanas (Yogapositionen) und „normalem" Training ergab, dass beide annähernd gleich gut wirken, egal ob es darum geht, Blutzucker und Blutfette zu senken oder Erleichterung bei Schmerzen, chronischer Müdigkeit oder Schlafstörungen zu bringen. Und zwar bei sonst gesunden Menschen im gleichen Ausmaß wie bei Diabetikern oder Menschen, die an Multipler Sklerose leiden.

Weil sehr viele Menschen am eigenen Leib erfahren haben, wie gut es tut, hat sich Yoga zu dem Phänomen entwickelt, das es heute ist. Ob man es deswegen Trendsportart oder Lifestyletrend nennen mag, bleibt jedem selbst überlassen. Wobei Yoga eigentlich nicht mehr als Trend bezeichnet werden kann, da es sich seit nun schon über dreißig Jahren auf breiter Basis kontinuierlich weiterentwickelt und ein voll akzeptierter und selbstverständlicher Aspekt des Lebens in unserer heutigen Gesellschaft geworden ist.

Finden Sie „Ihr" Yoga!

Faszinierend ist die unglaubliche Vielfalt der Angebote auf dem Yogamarkt. Für jede Befindlichkeit und jeden Anspruch sind eigene Programme entwickelt worden, werden praktiziert und in Workshops, kontinuierlichen Kursen oder Ausbildungen vermittelt. Das hat den großen Vorteil, dass jeder, der Yoga auf seine eigene, ganz individuelle Weise ausüben möchte, mit etwas Glück in der großen, bunten Palette zu „seinem" Yoga finden kann.

Dass es so viele verschiedene Richtungen und Zielsetzungen im Yoga gibt, sagt auch einiges über seine Wirksamkeit aus. Denn wenn es keine Wirkung hätte, wäre Yoga als kurzfristige Modeerscheinung schon längst wieder in der Versenkung verschwunden. Stattdessen stellte sich heraus, dass mit Yoga vieles möglich ist und es auch bei der Bewältigung unterschiedlichster Krankheitsbilder wertvolle Unterstützung geben kann.

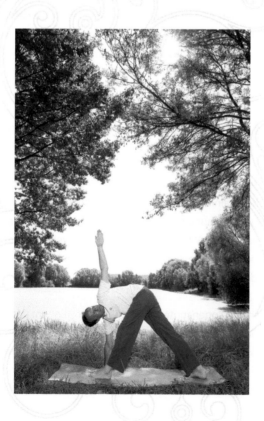

Yoga als Therapie

Yoga gegen Rücken- und Gelenksbeschwerden

Unter den verschiedenen therapeutischen Einsatzgebieten des Yoga sind an erster Stelle Beschwerden im Bewegungsapparat zu nennen, weil Yoga natürlich auch eine Form der Bewegungstherapie ist. Bei chronischen Rückenschmerzen, vor allem in der Lendenwirbelsäule, also beim klassischen „Kreuzschmerz", wird mithilfe gezielter Übungen die Muskulatur des Rückens, entlang der Wirbelsäule und im Unterbauch gekräftigt, was im Yoga mindestens so gut funktioniert wie in der klassischen Physiotherapie.

Die therapeutischen Erfolge können im Yoga sogar besser sein, weil den Betroffenen mehr aktiver Einsatz abverlangt wird als bei der physiotherapeutischen Behandlung. Wer seine Rückenschmerzen mit Yoga zu lindern versucht, kann dabei auch selbständiger und unabhängiger agieren, als wenn er sich nur vom Physiotherapeuten passiv behandeln lässt. Die Übungen aus dem Yoga können über einen längeren Zeitraum hinweg in einer Gruppe und/oder selbständig praktiziert werden und sind nicht an die vorgegebenen, wie in der Physiotherapie limitierten Einheiten gebunden.

Es gibt kaum ein Krankheitsbild, das durch Yoga nicht gebessert werden kann.

Ähnliches gilt für Yoga bei rheumatischen Erkrankungen oder Gicht, wo kontinuierliches Üben über längere Zeiträume die Schmerzen lindert und der Gelenkssteifigkeit entgegenwirkt.

Die große Stärke von Yoga ist, dass es unabhängig von seiner Zielsetzung und Ausrichtung die Beweglichkeit und Koordinationsfähigkeit verbessert. Das ist natürlich bei allen Beschwerden des Bewegungsapparates besonders wichtig und hilfreich.

Yoga für das Herz

Sogenannte Zivilisationskrankheiten werden durch ungesunden Lebensstil hervorgerufen: falsche und übermäßige Ernährung, zu wenig Bewegung und zu viel Stress. An die Stelle der notwendigen Erholung tritt auch noch der selbst auferlegte Freizeitstress. Die Folgen können Übergewicht, hoher Blutdruck, erhöhte Blutfette, Zuckerkrankheit und Arterienverkalkung sein, das Risiko für Herzinfarkt und Schlaganfall steigt.

Was Ausdauer- und Krafttraining können, kann auch Yoga sehr gut, nämlich nachweislich den Blutdruck und ungesunde Blutwerte senken. Durch gezielte Entspannungssequenzen in den Übungseinheiten wird die Stressbelastung reduziert. Damit wird die Gefahr verringert, durch die Kumulation zivilisationsbedingter Risikofaktoren zu guter Letzt stressbedingt auch noch einen Herzinfarkt zu erleiden.

Diese Wirkungen von Yoga sind inzwischen so gründlich untersucht und bewiesen worden (Raub 2002), dass sie heute völlig außer Zweifel stehen. Das hat sich aber leider bis zu denjenigen, die es am dringendsten brauchen würden, noch nicht herumgesprochen. Sonst würde es nämlich mehr Yogagruppen für ein gesundes Herz geben, und die entsprechende Nachfrage!

Im Laufe der Jahre wurde die Wirkung von Yoga auf alle nur erdenklichen Zustände, Befindlichkeiten und Krankheiten untersucht. Von Stoffwechselstörungen über Darmerkrankungen und neurologische und psychiatrische Störungen bis zu psychosomatischen Erkrankungen und vielem anderen mehr. Fast ausnahmslos konnten positive Wirkungen festgestellt werden.

Nicht selten wurde die Aussagekraft der einzelnen Studien angezweifelt, weil sich die positiven Auswirkungen von Yoga leider nicht immer anschaulich in Zahlen und Messwerten darstellen lassen. Das konnte aber nichts daran ändern, dass unterm Strich das Ergebnis immer auf Folgendes hinauslief:

Wer Yoga macht, dem geht's einfach besser …

Yoga und Krebs

Wie bereits angeführt, hat sich die gesundheitsfördernde Wirkung von Yoga in vielen Bereichen bestätigt. Ein körperlich aktiver Lebensstil wirkt sich positiv auf das Befinden von Krebspatienten aus. Die logische Schlussfolgerung aus diesen beiden Argumenten wäre daher, dass Yoga ideal für Menschen mit oder nach Krebs ist.

Weil man das aber nicht einfach nur so behaupten kann, wurden zahlreiche Studien und Untersuchungen durchgeführt, die alle nur erdenklichen Wirkungen von Yoga bei und nach verschiedensten Krebserkrankungen genauestens unter die Lupe nahmen. Inzwischen gibt es viele seriöse und aussagekräftige Studien zu dem Thema, und hin und wieder schafft es die eine oder andere davon sogar, von der nicht medizinischen Öffentlichkeit wahrgenommen und in einer Zeitung oder im Fernsehen erwähnt zu werden.

In zahlreichen klinischen Studien konnte die positive Wirkung von Yoga bei Krebserkrankungen nachgewiesen werden.

Brustkrebs an vorderster Front

Besonders viele Studien gibt es an Patientinnen mit Brustkrebs. Brustkrebs ist sehr häufig – jede achte Frau erkrankt im Laufe ihres Lebens daran! Meist trifft es Frauen in ihren besten Jahren, die in der Folge hoch motiviert sind, alles zu tun, damit es ihnen besser geht. Durch die vielen Neuerkrankungen und die zum Glück oft gute Prognose ist die Zahl der Frauen mit Brustkrebsgeschichte entsprechend groß.

Da das Mammakarzinom oft auch in einem engen Zusammenhang mit dem Hormonsystem steht und deshalb Befindlichkeitsstörungen auf der psychischen Ebene leider keine Seltenheit sind, ist der ganzheitliche Zugang des Yoga mit seiner guten Wirksamkeit auf der körperlichen UND psychischen Ebene hier ideal.

Krebs, chronische Entzündung und Yoga

Die Folgen der schweren Krankheit sind oft lange zu spüren. Durch die Phasen, in denen man sich einfach schlecht fühlt und sich schonen muss, wird der Körper zusehends schwächer und die Lust auf Aktivität wird immer geringer. Neben- und Nachwirkungen der Behandlungen können auch noch Jahre danach die Befindlichkeit trüben.

Leider ist es immer noch so, dass viele Betroffene sich in ihrem eher schlechten gesundheitlichen Zustand schlicht nicht in der Lage fühlen, in irgendeiner Form sportlich aktiv zu werden. Das ist deswegen besonders schlimm, weil in einer Studie (Holmes et al. 2005) deutliche Hinweise darauf gefunden werden konnten, dass Frauen mit einer vorangegangenen Brustkrebserkrankung ein umso höheres Risiko haben, früh zu versterben, je geringer ihre körperliche Aktivität ist.

Chronische Entzündungsprozesse werden für viele altersbedingte körperliche Beeinträchtigungen und Behinderungen verantwortlich gemacht und stellen selbst dann ein großes Gesundheitsrisiko dar, wenn sie unbemerkt ablaufen und sich nie als offensichtliche Krankheit bemerkbar machen.

Körperliche Aktivität kann vor diesen chronischen Entzündungen schützen und sie auch wirksam bekämpfen. So sind im Blut von sportlich aktiven Menschen die entsprechenden Entzündungsmarker in wesentlich geringeren Konzentrationen vorhanden als im Blut von Nichtsportlern. Mit der körperlichen Einsatzbereitschaft sieht es aber bei vielen Patienten nach einer Krebserkrankung weniger gut aus. Im Vergleich mit gleichaltrigen gesunden, körperlich nicht aktiven Menschen schneiden sie, was die Leistungsfähigkeit von Herz und Lunge angeht, um immerhin 30 Prozent schlechter ab (Jones et al. 2012).

Chronische Müdigkeit

Rund ein Drittel der ehemaligen Brustkrebspatientinnen (Bower et al. 2006) klagt darüber, dass chronische Müdigkeit sie in ihren täglichen Aktivitäten stark einschränkt. Das Fatigue-Syndrom, wie dieses Phänomen auch genannt wird, hat seine Ursache oftmals in einem überaktiven Immunsystem. Die Entzündungsaktivität würde durch Bewegung gebremst werden. Aber wie soll man das schaffen, wenn man immer müde ist?

Den sportlichen Ambitionen von Menschen nach Krebs stehen nicht selten Schmerzen oder eben diese ständige Müdigkeit als unüberwindliche Hindernisse im Weg. Da kann sich Yoga als das ideale Gegenmittel erweisen, denn die Übungen können an die individuellen Gegebenheiten angepasst werden, sodass auch jemand, der noch nie sportlich gewesen ist, Freude an der Bewegung finden wird.

Das Gleiche gilt für körperliche Einschränkungen infolge der Krankheit wie Operationsnarben oder Lymphödeme. Die einzelnen Asanas können, falls nötig auch mit Hilfsmitteln, entsprechend den jeweiligen Erfordernissen verändert werden und sind dann für die Ausübenden trotzdem effizient in ihrer Wirkung.

Yoga wirkt sich vor allem auf die Begleiterscheinungen von Krankheit und Therapie positiv aus.

Entzündung und Fatigue – Yoga wirkt

Die Hypothese, dass sich Yoga positiv auf den Kampf gegen entzündliche Vorgänge auswirken könnte, wurde durch mehrere aussagekräftige Untersuchungen untermauert. So wurden in einer Studie an 200 Brustkrebspatientinnen (Kiecolt-Glaser et al. 2014) die Auswirkungen von Yoga auf Fatigue, Vitalität und einige Entzündungsmarker im Blut untersucht. Das Programm umfasste zwei 90-minütige Hatha-Yoga-Einheiten pro Woche und ging über drei Monate.

Danach zeigte sich eine deutliche Verbesserung in Bezug auf Müdigkeit und Vitalität, die umso ausgeprägter war, je länger und intensiver Yoga praktiziert worden war. Die Blutuntersuchungen zeigten, dass bestimmte Entzündungsmarker durch Yoga genauso effizient abgesenkt werden können wie durch Ausdauer- und Krafttraining.

Eine ähnliche Studie (Bower et al. 2006) untersuchte die zellulären Entzündungsvorgänge bei Patientinnen mit Fatigue nach Brustkrebs genauer und stellte fest, dass durch ein dreimonatiges Yogaprogramm sogar Veränderungen direkt in den Zellen bewirkt werden können, indem entzündungsbedingt überaktive Gene abgeschaltet werden.

Mit anderen Worten, Yoga bewirkt heilsame genetische Veränderungen! Ist doch unglaublich, oder?

Cortisol, das Stresshormon – Wirkung von Yoga ist sofort nachzuweisen

Frauen, die Brustkrebs hatten, gelten als besonders stressgefährdet. Verschiedenste Untersuchungen kamen zu dem gleichen Ergebnis, dass Frauen nach einem Mammakarzinom unter allen (ehemaligen) Krebspatientinnen und -patienten diejenigen sind, die am meisten unter psychischem Stress leiden. Einer der nachvollziehbaren Hintergründe für den chronischen Stress ist, wie bei anderen Krebspatienten auch, die Angst davor, dass die Krankheit wiederkommen oder fortschreiten könnte.

Der chronische Stress ist generell belastend und führt zur Entstehung von Ungleichgewichten in der Regulation einer wichtigen Hormon-Steuerungsachse. Der Hypothalamus (ein Areal im Zwischenhirn) als Steuerzentrale des vegetativen Nervensystems veranlasst die Hypophyse (Hirnanhangsdrüse), das Hormon ACTH (AdrenoCorticoTropes Hormon) freizusetzen, welches seinerseits den Befehl an die Nebennierenrinde gibt, das Stresshormon Cortisol in Umlauf zu bringen.

Dieses für den Organismus sehr bedeutsame Regulationssystem aus Hypothalamus, Hypophyse und Nebennierenrinde kann durch ständige Überlastung im sensiblen Zusammenspiel von beteiligten Organen und Hormonen schwer beeinträchtigt werden, was der Gesundheit äußerst abträglich ist.

Bei Frauen nach Brustkrebs wurden in zahlreichen Studien Veränderungen der physiologischen Cortisol-Schwankungen und Störungen des Tag-Nacht-Rhythmus festgestellt. Das Stresshormon ist im gesunden Organismus tagsüber in höheren Konzentrationen nachweisbar und nachts gar nicht vorhanden. Die nächtlichen Cortisol-Pausen sind wichtig, damit sich Körper und Geist erholen können.

Die Cortisol-Konzentrationen zeigen beim Gesunden einen typisch wellenförmigen Kurvenverlauf mit einem Maximum mittags und einem Minimum nachts. Diese Kurve kann

Die Stressreduktion durch Yoga ist sofort wirksam und messbar.

aber stressbedingt die Form eines konstanten Plateaus annehmen, das sich über den Zeit-verlauf stetig erhöhen kann. Bei sehr vielen Brustkrebspatientinnen ist eine solche Ver-änderung in Form einer abgeflachten Cortisol-Kurve auf erhöhtem Niveau nachweisbar.

Wird der Organismus durch permanenten Stress ständig mit Cortisol überflutet, kann das Stresshormon seiner so wichtigen Aufgabe als am stärksten entzündungshemmend wirkende Substanz im Körper nicht mehr nachkommen. Entzündungsprozesse werden chronisch, weil sie nicht mehr gestoppt werden können, und das wirkt sich wiederum auf das Immunsystem insgesamt ungünstig aus.

So steigt nicht nur das Risiko für die Entwicklung eines Fatigue-Syndroms oder einer Depression, sondern auch für das Wiederauftreten der Krebserkrankung. Eine Forschergrup-pe (Sephton 2000) leitete aus ihren Untersuchungen der Cortisol-Kurven gar die Behaup-tung ab, dass man daraus Rückschlüsse auf die Überlebenschancen von Frauen mit metasta-siertem Brustkrebs ziehen könne. Damit haben sie sich vielleicht etwas weit aus dem Fenster gelehnt, aber der Schlussfolgerung, dass weniger Stress und damit weniger Cortisol gut für Gesundheit und Wohlbefinden sind, kann man uneingeschränkt zustimmen.

Yoga bremst das Cortisol aus

Die Konzentration von Cortisol im Körper steht jedenfalls in direktem Zusammenhang mit dem jeweils aktuellen Stresspegel und kann über Messungen des Cortisol-Gehalts im Speichel sehr einfach bestimmt werden. Deshalb wurde dieses Verfahren auch schon viel-fach dazu eingesetzt, stressreduzierende Wirkungen zu untersuchen. So konnte gezeigt werden (Banasik et al. 2011), dass sich Yoga unter anderem deshalb positiv auf das Wohl-befinden von Menschen nach Krebs auswirkt, weil es den Cortisol-Spiegel der Probanden reduziert und den typischen Kurvenverlauf der Cortisol-Konzentrationen im Tag-Nacht-Rhythmus wieder normalisiert.

Messwerte wie die Konzentration eines bestimmten Stoffes im Blut oder, wie im zuletzt genannten Beispiel, im Speichel haben natürlich den Vorteil, dass sie eine gewisse Objekti-vität vermitteln. Im Fall des Cortisols ist das besonders praktisch, weil es uns einen direkten Hinweis auf die bestehende Stressbelastung gibt und diese nicht von den Betroffenen selbst bewertet werden muss.

Allerdings wissen wir allein aufgrund von Messwerten nicht, wie es demjenigen, bei dem sie bestimmt wurden, denn tatsächlich geht. Zu den vielen Neben- und Nachwirkun-gen von Krebsbehandlungen, die nicht über Messungen definiert werden können, weil sie sich eher in einer Störung der subjektiven Befindlichkeit äußern, müssen daher die Betrof-fenen befragt und getestet werden. Nur so kann umfassend erhoben und ausgewertet werden, ob eine Maßnahme wie Yoga etwas bringt oder nicht.

Vergesslichkeit, Konzentrationsstörungen …

Relativ häufig klagen Patientinnen nach Brustkrebs über eine Beeinträchtigung ihrer kognitiven Funktionen. Dazu zählen etwa Vergesslichkeit oder Konzentrationsschwierigkei-ten. Diese können auch noch Jahre nach Abschluss der Therapie bestehen, wenn auch zum

Glück meist in eher milden Formen. In einer sehr aufschlussreichen Studie (Derry et al. 2014) wurde die Wirkung von Yoga auf kognitive Störungen untersucht, von denen sich die Teilnehmerinnen betroffen fühlten.

Unmittelbar nach Ende des dreimonatigen Yogaprogramms zeigten sich noch keine Veränderungen. Weitere drei Monate später bewerteten die Teilnehmerinnen jedoch ihre Belastung durch kognitive Beeinträchtigungen im Durchschnitt als um 23 Prozent geringer. Auch hier zeigte sich: Je intensiver und häufiger Yoga geübt wurde, desto größer war der Erfolg. Bei den Teilnehmerinnen der Kontrollgruppe, die kein Yoga gemacht hatten, blieben die Ergebnisse der Auswertungen übrigens unverändert.

Parallel zu den Befragungen über die kognitiven Störungen wurden bei den Teilnehmerinnen auch Entzündungswerte und Faktoren wie Stress und Fatigue ausgewertet. Da sich diese Ergebnisse weitgehend mit denen anderer Studien (wie sie oben bereits ausführlich beschrieben wurden) deckten, vermuten die Autoren, dass kognitive Beeinträchtigungen zu einem guten Teil auf die genannten Entzündungsprozesse zurückzuführen sind. Aber auch Bewegungsmangel dürfte dabei eine nicht zu unterschätzende Rolle spielen.

Dafür spricht ein Versuch mit gesunden College-Studentinnen, bei dem deren kognitive Leistungen vor und nach einer Yoga-Übungseinheit beziehungsweise einer Aerobic-Stunde verglichen wurden. Und siehe da, nach Yoga waren die Leistungen (z. B. Merkfähigkeit) besser als nach Aerobic. Es können also nicht allein die entzündungs- und stressreduzierenden Effekte sein, die Yoga so wirkungsvoll machen. Vermutet wird, dass Yoga auch direkte Auswirkungen auf das Gehirn haben könnte, etwa in Form einer Verbesserung der Durchblutung und des Nervenwachstums.

Yoga wirkt auf Körper und Gehirn gleichermaßen.

Anders als bei den konventionellen Sportarten sind Atemübungen und Meditation ein ganz wichtiger Bestandteil der Yogapraxis. Sie helfen dabei, die Aufmerksamkeit voll und ganz auf den gegenwärtigen Moment zu richten. Auch in anderen Untersuchungen wurde mehrfach bestätigt, dass Achtsamkeit die mentalen Fähigkeiten verbessert. Und so kamen die Forscher in der genannten Studie zum Schluss, dass Yoga die kognitiven Leistungen deshalb so wirksam verbessert, weil es die positiven Effekte von Bewegung, Entspannung und Achtsamkeit in sich vereint.

Yoga bei Krebs – Möglichkeiten und Grenzen

Das Phänomen Yoga erfreut sich nicht nur ungebrochener Beliebtheit bei den Ausübenden, es hat auch immer schon die Wissenschaft fasziniert. Zu den Zeiten, als Yoga hauptsächlich mit exotischen Menschen in absurden Körperverrenkungen in Verbindung gebracht wurde, im letzten Jahrhundert also, wurden vornehmlich die „Kunststücke" indischer Yogis wissenschaftlich untersucht, die mithilfe ihrer extremen Körperbeherrschung scheinbar die Gesetze der Natur außer Kraft setzen konnten – oder das zumindest behaupteten. Phänomene wie „puls- und atemloser Zustand" oder „Lichtnahrung", also der Verzicht auf Essen und ausschließliche Ernährung durch Licht, sind für Yogis angeblich möglich, entziehen sich aber weitgehend einer naturwissenschaftlichen Untersuchung.

Ungeachtet dessen mauserte sich Yoga vom exotischen Faszinosum zu einem breitenwirksamen Phänomen, und die Hinweise auf mögliche heilsame Wirkungen von Yoga konnten von der westlichen Medizin nicht mehr ignoriert werden. So begannen immer mehr seriöse Forscher zu untersuchen, ob und wo Yoga wirksam eingesetzt werden könnte, und die Zahl der publizierten wissenschaftlichen Arbeiten stieg sprunghaft an.

Yoga bei bzw. nach Krebs als Thema der Forschung

Auch wenn der Höhepunkt bereits überschritten ist und nicht mehr so viele neue Arbeiten publiziert werden, ist die Anzahl der Arbeiten zum Thema Yoga und Krebs doch recht beachtlich. Gibt man auf der medizinischen Suchplattform „PubMed" die Begriffe „Yoga" und „Cancer" ein, dann wirft sie rund 300 Publikationen aus. Davon sind nicht alle tatsächlich relevant, wie das bei Suchmaschinen so ist. Aber wahrscheinlich gibt es auch etliche nennenswerte Publikationen, die durch diese Suchmaschine nicht erfasst werden.

Wie auch immer, wir haben jedenfalls eine solide wissenschaftliche Grundlage zur Beantwortung der Frage, ob Yoga eine geeignete Methode zur Behandlung von krankheits- oder behandlungsbedingten Befindlichkeitsstörungen von Krebspatientinnen und -patienten ist, und die Antwort auf diese Frage lautet eindeutig Ja, auch wenn nicht alle Patienten mit ihren Beschwerden und alle Krebsarten gleich gut auf Yoga ansprechen. Eine generelle Aussage für alle Krebsarten ist nur schwer zu treffen, weil wie gesagt die absolut überwiegende Mehrzahl der Studien Yoga bei Brustkrebspatientinnen zum Thema hat. Aus den wenigen Veröffentlichungen zur Wirkung bei anderen Krebsarten liegen daher nur einzelne stichprobenartige Ergebnisse vor, es gibt praktisch keine Übersichtsarbeiten mit Auswertungen und Vergleichen von mehreren Studien.

Nicht immer zeigen Studien ausschließlich positive Ergebnisse. So konnte zum Beispiel in einer Untersuchung an Patienten mit Darmkrebs (Cramer et al. 2015) keine Verbesserung der Lebensqualität durch Yoga erzielt werden. Das muss nicht heißen, dass Yoga immer und bei allen anderen Menschen mit Darmkrebs nichts bewirkt, sondern diese eine Studie kam eben zu diesem Ergebnis, was möglicherweise an der Auswahl der Probanden und den Erfolgskriterien lag. Es gibt nur wenige Studien zu Yoga bei Patientinnen und -patienten mit Darmkrebs. Deshalb lassen sich schwer Vergleiche anstellen und allgemeingültige Aussagen zur Wirksamkeit treffen. Ebenso rar sind Publikationen zu Yoga für Menschen mit Prostata-, Eierstock-, Lungenkrebs oder bösartigen hämatologischen Erkrankungen. Deren Ergebnisse sind also nicht zu verallgemeinern.

Ideal für den sportlichen Wiedereinstieg nach der Erkrankung

Aus den zahlreichen Brustkrebsstudien und den Arbeiten über Yoga bei Menschen mit bzw. nach Krebserkrankungen ohne Unterscheidung der Ursachen lassen sich folgende allgemeingültigen Erkenntnisse ableiten:

Yoga stellt die ideale Form der physischen Aktivierung nach einer Krebserkrankung dar, selbst wenn der Rekonvaleszente körperlich noch ein wenig angeschlagen ist, weil die

Übungen in ihrer Intensität daran angepasst werden können. Zusätzlich können Hilfsmittel benützt werden, um Schmerzen zu vermeiden und die Beweglichkeit schrittweise zu verbessern.

Die Yogaprogramme in den klinischen Studien waren auf eine Dauer von sechs Wochen bis sechs Monate ausgelegt, mit wöchentlich ein bis zwei Übungseinheiten zu 60 bis 90 Minuten. Je intensiver die Übungen ausgeführt wurden, indem beispielsweise zusätzlich auch eigenständig zu Hause geübt wurde, desto ausgeprägter war die Wirkung. Darin waren sich praktisch alle Autoren einig.

Der Aufbau der Yogaprogramme war in den meisten Fällen am klassischen Hatha-Yoga orientiert und umfasste neben den bekannten Yogapositionen, Asanas genannt, auch meist Elemente der yogischen Atemtechnik Pranayama und der Meditation. Durch diese Verbindung von Bewegung und Achtsamkeit erzielten Menschen nach einer Krebserkrankung mit Yoga umfassendere Verbesserungen auf psychosozialer wie auch physischer Ebene, als dies mit rein sportlichen Aktivitäten möglich war.

Weil Fortschritte in dieser Hinsicht bei regelmäßiger Übung für die Praktizierenden schon sehr bald subjektiv spürbar werden, sind diese meist mit einer Hingabe bei der Sache, wie sie im Sport oder bei Physiotherapie seltener zu finden ist.

Dranbleiben, dann wirkt's auch

Für die Verbesserung der körperlichen Funktionen und Symptome gelten beim Yoga die gleichen Gesetze wie beim Sport. Das bedeutet, von kurzfristigen Aktivitäten, die den Körper nicht fordern, ist kein Trainingseffekt zu erwarten. Daher ist in den Studienergebnissen klar zu sehen, dass sich Yoga auf die Leistungsfähigkeit von Kreislauf, Atmung und Muskulatur auch nur bei entsprechender Intensität auswirkt. Steigerungen von Beweglichkeit, Gangsicherheit und Vitalenergie sind hingegen Effekte, die sich recht zuverlässig einstellen.

Auf dem Sektor der psychosozialen Beeinträchtigungen infolge von Krebserkrankungen bewirkt Yoga eine Reduktion von Stress, Ängstlichkeit, Depressionen und chronischer Müdigkeit, und auch zur emotionalen Stabilisierung, Verbesserung der Schlafqualität und generellen Steigerung der Lebensqualität kann Yoga einen Beitrag leisten, wenn auch in geringerem Ausmaß.

Wie vergleichbar sind Menschen?

Alle Studien und Untersuchungen, die auf den vorhergehenden Seiten angeführt und erläutert wurden, haben eingehend versucht, die Wirkungsmechanismen des Yoga zu erforschen, messbar zu machen und zu bewerten. Nach objektiven, qualitativen Kriterien, so gut das eben möglich war bei diesem komplexen Thema.

Das Untersuchungsobjekt Mensch ist wissenschaftlich betrachtet ja ein schwieriges, weil sehr individuell. Alle generellen Aussagen zur Wirkung einer bestimmten Maßnahme sind schon allein deswegen problematisch, weil die Ausgangssituationen der einzelnen Studienteilnehmerinnen und -teilnehmer zu unterschiedlich sind. Jeder Mensch, jeder Körper, jede Psyche kommt anders mit Krankheit zurecht und darüber hinweg, jeder erlebt Yoga anders.

Yoga steigert körperliche Leistungsfähigkeit, Beweglichkeit und Lebensqualität.

Erwartungen, die in Yoga gesetzt werden

Deswegen ist es für jemanden, der überlegt, mit Yoga zu beginnen oder wieder einzusteigen, viel relevanter zu erfahren, was diejenigen erlebt haben, die Yoga praktizieren, und ob sich ihre Erwartungen erfüllt haben.

Dazu wurden in den Niederlanden Teilnehmer eines Yogaprogrammes für Menschen mit und nach Krebs befragt (van Uden-Kraan et al. 2013), das sich H-Yoga nennt. Das H steht hier sowohl für Hatha als auch für Healing, also Heilung. H-Yoga wird in Yogastudios in Form offener Klassen mit 60-minütigen Einheiten einmal pro Woche angeboten, die Befragten nahmen im Schnitt ein Jahr lang daran teil. Ihre Aussagen sind ganz typisch für Menschen in dieser speziellen Situation, die sich dem Yoga zuwenden, und man kann ihnen deshalb eine gewisse Allgemeingültigkeit zusprechen. Gleichzeitig bestätigen sie auch meine eigenen Erfahrungen und die Erfahrungen aus „Yoga zurück ins Leben" bei yogamed.

Wenn sich jemand dazu entschließt, es einmal mit Yoga zu versuchen (oder auch wieder einzusteigen), dann hat das ganz oft etwas mit der Sehnsucht nach der entspannenden Wirkung zu tun, die dem Yoga vielfach – und zu Recht – nachgesagt wird. Hinzu kommt der Wunsch, körperlich wieder aktiver zu werden.

Weil sich der Körper aber mitunter nach den anstrengenden Therapien und den Phasen, in denen es einem nicht so gut ging, schwach anfühlen und rasch angestrengt reagieren kann, scheint der Einstieg in Yoga mit weniger Hindernissen verbunden zu sein als der in gängige Sportarten.

An Yoga wird vielfach besonders geschätzt, dass es kein Leistungssport ist und Kämpfe allenfalls mit dem inneren Schweinehund ausgetragen werden müssen. Ganz ohne Herausforderungen geht es allerdings auch hier nicht, aber mit dem Unterschied, dass die Übungen an die individuellen Gegebenheiten und Einschränkungen der Praktizierenden angepasst werden können. Im Vergleich mit anderen sportlichen Aktivitäten wie Fitnesstraining oder Aerobic wird Yoga – und das überrascht kaum – als weniger anstrengend empfunden.

Im Laufe der Behandlungen erleben manche Patientinnen und Patienten eine starke Entfremdung ihrem Körper gegenüber. Es werden Untersuchungen und Eingriffe vorgenommen, Therapien angewandt, der kranke Körper wird zu einem öffentlichen Objekt, an dem viel hantiert wird, oft ohne dass der Mensch wirklich wahrgenommen wird. Daraus kann das starke Bedürfnis nach positiver Aufmerksamkeit für den Körper erwachsen. Yoga wird dann zu einer Form der Zuwendung, die man dem eigenen Körper geben kann – als Geschenk für sich selbst.

Die Verbindung von psychisch-mentalen und physischen Aspekten im Yoga erscheint geeignet dafür, sowohl die Befindlichkeitsstörungen infolge der Krankheit und ihrer Behandlung zu erleichtern als auch den Rehabilitationsprozess zu unterstützen. Durch die Konzentration auf die Ausführung der Übungen und die Überwindung der dabei möglicherweise auftretenden Schwierigkeiten wird es zusehends leichter, die Unruhe im Geist zu besänftigen, was durch die Atem- und Entspannungsübungen noch verstärkt wird. So bewirken physische und psychische Prozesse parallel einen Entwicklungsprozess, indem sie sich auch noch gegenseitig verstärken.

Für viele Krebspatienten ist Yoga die ideale Möglichkeit, ihr Wohlbefinden selbst aktiv zu verbessern.

Was dabei herauskommt

Wer Yoga macht, wird dafür belohnt, indem es ihm oder ihr einfach besser geht. Das ist der Grund des Erfolges von Yoga, und weil es so einfach ist, ist das auch kein Geheimnis.

Körperlich fühlen sich Yogapraktizierende deshalb besser, weil ihre Muskeln kräftiger werden und sich Beweglichkeit und Gleichgewicht verbessern. Sie fühlen sich energiegeladener, können mit Schmerzen besser umgehen und schlafen besser.

Auch auf der mentalen Ebene fühlen sie sich gestärkt, haben mehr Selbstvertrauen und unterliegen weniger Stimmungsschwankungen. Sie können besser mit Krankheit und Therapien zurechtkommen, diese besser annehmen. Ängste und Ungewissheit machen ihnen weniger zu schaffen. Stressmanagement fällt ihnen leichter, und sie können sich besser konzentrieren und auf etwas fokussieren.

Alle diese Auswirkungen und Verbesserungen sind das Ergebnis regelmäßiger Yogapraxis und werden so von vielen Betroffenen in ähnlicher Art und Weise beschrieben. Sie bestätigen sich im täglichen Leben auf den Yogamatten dieser Welt und lassen uns dankbar sein für dieses wundervolle Geschenk!

Literatur

Allemani C, Weir HK, Carreira H, Harewood R, Spika D, Wang X et al. (2015) Global surveillance of cancer survival 1995–2009: analysis of individual data for 25 676 887 patients from 279 population-based registries in 67 countries (CONCORD-2). The Lancet 385 (9972):977–1010. DOI: 10.1016/S0140-6736(14)62038-9

Banasik J, Williams H, Haberman M, Blank SE, Bendel R (2011) Effect of Iyengar yoga practice on fatigue and diurnal salivary cortisol concentration in breast cancer survivors. J Am Acad Nurse Pract 23 (3):135–142. DOI: 10.1111/j.1745-7599.2010.00573.x

Bower JE, Ganz PA, Desmond KA, Bernaards C, Rowland JH, Meyerowitz BE, Belin TR (2006) Fatigue in long-term breast carcinoma survivors: a longitudinal investigation. Cancer 106 (4):751–758. DOI: 10.1002/cncr.21671

Cramer H, Pokhrel B, Fester C, Meier B, Gass F, Lauche R et al. (2015) A randomized controlled bicenter trial of yoga for patients with colorectal cancer. Psycho-Oncology, n/a. DOI: 10.1002/pon.3927

Derry HM, Jaremka LM, Bennett JM, Peng J, Andridge R, Shapiro C et al. (2014) Yoga and self-reported cognitive problems in breast cancer survivors: a randomized controlled trial. Psychooncology 24 (8):958–966. DOI: 10.1002/pon.3707

Holmes MD, Chen WY, Feskanich D, Kroenke CH, Colditz GA (2005) Physical activity and survival after breast cancer diagnosis. JAMA 293 (20):2479–2486. DOI: 10.1001/jama.293.20.2479

Jones LW, Courneya KS, Mackey JR, Muss HB, Pituskin EN, Scott JM et al. (2012) Cardiopulmonary function and age-related decline across the breast cancer survivorship continuum. Journal of clinical oncology: official journal of the American Society of Clinical Oncology 30 (20):2530–2537. DOI: 10.1200/JCO.2011.39.9014

Kiecolt-Glaser JK, Bennett JM, Andridge R, Peng J, Shapiro CL, Malarkey WB et al. (2014) Yoga's Impact on Inflammation, Mood, and Fatigue in Breast Cancer Survivors: A Randomized Controlled Trial. Journal of Clinical Oncology 32 (10):1040–1049. DOI: 10.1200/JCO.2013.51.8860

Raub JA (2002) Psychophysiologic effects of Hatha Yoga on musculoskeletal and cardiopulmonary function: a literature review. Journal of alternative and complementary medicine (New York, N.Y.) 8 (6):797–812. DOI: 10.1089/10755530260511810

Ross A, Thomas S (2010) The health benefits of yoga and exercise: a review of comparison studies. Journal of alternative and complementary medicine (New York, N.Y.) 16 (1):3–12. DOI: 10.1089/acm.2009.0044

Sephton SE (2000) Diurnal Cortisol Rhythm as a Predictor of Breast Cancer Survival. Journal of the National Cancer Institute 92 (12):994–1000. DOI: 10.1093/jnci/92.12.994

van Uden-Kraan CF, Chinapaw MJM, Drossaert CHC, Verdonck-de Leeuw IM, Buffart LM (2013) Cancer patients' experiences with and perceived outcomes of yoga: results from focus groups. Support Care Cancer 21 (7):1861–1870. DOI: 10.1007/s00520-013-1728-4

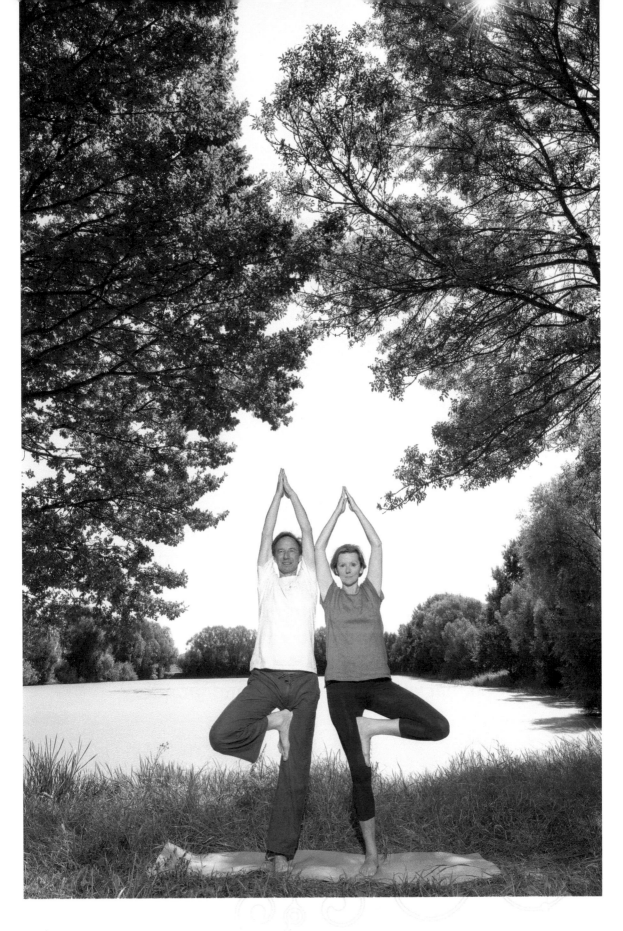

Yoga – indische Gymnastik oder mehr?

Yoga steckt voller Gegensätze. Auf der einen Seite der Hintergrund einer jahrtausendealten, spirituellen Tradition Indiens, auf der anderen Seite das Phänomen Yoga als moderner Lifestyletrend im Westen. Yoga ist gut für die Gesundheit und wirkt entspannend. So wie Sport auch. Warum Yoga mehr als das kann und uns ganzheitlich verändert, hat viele Gründe und Hintergründe.

Yoga – Phänomen mit jahrtausendelanger Geschichte

W ie und wann der Yoga tatsächlich entstanden ist, wissen wir nicht. Und ja, es heißt DER Yoga! In den wahrscheinlich über dreitausend Jahren seiner Geschichte hat Yoga bis heute viele Ausprägungen angenommen und unterschiedliche Ausrichtungen erhalten. Allen historischen Yogatraditionen der verschiedenen Zeitalter war eines gemeinsam: der Wunsch und das Bestreben, sich mit dem Göttlichen (Brahman) zu verbinden, eins zu werden, die Polarität zu überwinden. Das war und ist die Sichtweise der spirituellen Tradition im Yoga wie im Hinduismus.

E in Blick auf die lange Geschichte des Yoga und seine Inhalte macht deutlich, dass es im Ursprung nicht um Körperertüchtigung ging, sondern um geistige Werte. So ist der historische Yoga eher als philosophische Tradition zu verstehen und wird als eine der sechs klassischen Schulen der indischen Philosophie bezeichnet. Auch wenn der spirituelle Aspekt des Yoga dem heutigen hinduistischen Weltbild sehr nahe und nach wie vor für viele Menschen von großer Bedeutung ist, geht und ging es bei dem Streben um die geistige Befreiung letztlich immer auch um eines, nämlich darum, ein guter Mensch zu sein, oder zumindest ein besserer zu werden.

Dazu muss man nicht gläubig sein, es hindert allerdings auch nicht. Freilich empfindet jeder anders. Wenn in westlichen Yogaschulen Kirtans, spirituelle Lieder gesungen, Mantras rezitiert und Lichtopfer für die Gründerväter der Schule dargebracht werden, mag das auf manche befremdlich wirken, während es andere zu einer tiefgreifenden spirituellen Erfahrung in ihrer Yogapraxis bringt.

Für viele Menschen funktioniert Yoga ohne religiösen Hintergrund, und umgekehrt schließt Yoga keine Konfession von vornherein aus. Ist doch der Yoga auch im Buddhismus gut verankert und wird selbst von Menschen mit starkem Bezug zur christlichen Tradition praktiziert.

Der Begriff Yoga

Das Wort **Yoga** kommt aus der alten Sprache Sanskrit und bedeutet ursprünglich „das Anschirren oder Anjochen von Zugtieren vor einen Wagen".

Die Menschen erkannten bei der Ergründung ihrer eigenen, der menschlichen Natur, dass es für ihre Vervollkommnung wichtig sei, ihre Sinne und Triebe gleich wilden Tieren an den Wagen des Geistes „anzujochen".

Doch ein Joch stellt auch eine Verbindung dar, zum Beispiel zwischen zwei Bergen, und so ist das englische Wort „to join" (verbinden) mit dem deutschen „Joch" verwandt. Insofern beinhaltet das Wort Yoga also zwei wesensprägende Merkmale: das Verbinden und Zusammenfügen von gegensätzlichen Aspekten und die Anbindung an das göttliche Prinzip, das Einswerden.

Ursprung und Entwicklung des Yoga

Unsere westliche Sichtweise neigt dazu, möglichst alles zu analysieren, einer Definition zuzuführen, und versucht, alles Wissen und gemachte Erfahrungen in unterschiedliche Fakultäten einzuteilen. So wird denn auch mancherorts nach wie vor intensiv diskutiert, ob Yoga denn eher eine philosophische Richtung darstelle, mehr der Psychologie zuzurechnen sei, als Körperarbeit gelte oder gar eine Religion sei.

Diese Art der Kategorisierung geht auf unser Bestreben zurück, alles Lebendige (und auch geistige Phänomene) in seine Einzelteile zu zerlegen, um besser zu verstehen, wie sie funktionieren, und sie dann in Begriffsschubladen zu stecken.

Ganzheitlichkeit unterscheidet sich davon insofern, als ein Phänomen im Zusammenhang mit und in Abhängigkeit von vielen Faktoren gesehen wird. Das ist die Sichtweise, wie sie in der östlichen Philosophie des Yoga über all die Jahrhunderte – oder eigentlich Jahrtausende – gepflegt wurde. Sie geht von einer Verbundenheit des Menschen mit den ihn umgebenden Kräften und Erscheinungen der Welt aus und umfasst alles Sein von den großen Bewegungen der Planeten bis zu den Vorgängen in den menschlichen Zellen gleichermaßen.

Yoga: Sport, Philosophie oder gar Religion?

Überliefertes Wissen aus drei Jahrtausenden

Der Yoga hat wie gesagt eine unglaublich lange Tradition. Er ist vor etwa dreitausend Jahren auf dem indischen Subkontinent entstanden. Manche Autoren sprechen sogar von fünftausend Jahren. Dafür gibt es aber nur schwer greifbare Beweise, da es sich damals um rein mündliche Übertragung des Wissens vom Guru, dem Lehrer, auf den Schüler handelte.

Die ältesten tradierten schriftlichen Aufzeichnungen sind die Veden, in denen diese mündlichen Belehrungen überliefert wurden. Sie enthalten die Lehren der vedischen Religion und bildeten den Ausgangspunkt für die verschiedenen philosophischen Strömungen, aus denen sich dann Yoga, Buddhismus und Hinduismus herausdifferenzierten.

In der Beobachtung der Natur und ihrer Gesetzmäßigkeiten fanden die Gelehrten damals die Bestätigung dafür, dass alles, was dem Einzelnen geschieht, gleichermaßen der ganzen Welt passiert – und umgekehrt. Die moderne Neurobiologie nimmt diese Betrachtungsweise mit ihren Theorien – etwa zu den Spiegelneuronen – heute wieder auf. Wenn die alten Lehren also besagen, dass kein Individuum im Universum isoliert lebt, sondern als Teil des Ganzen, so scheint die moderne Wissenschaft heute auf anderen Wegen zu derselben Erkenntnis zu gelangen.

Der Mensch ist Teil des Universums, das Universum Teil des Menschen

Die Rishis, die Seher des alten Indien, hatten ihre Weisheit durch Offenbarungen erfahren und lehrten, dass die Energie, die das Universum hervorgebracht hat, die gleiche Energie sei, die auch den Menschen hervorgebracht habe. Shiva, der reine Geist, habe sich mit

Shakti, der empfangenden Materie, verbunden und so verschiedene Formen des Seienden hervorgebracht. Der menschliche Körper besteht aus einzelnen Teilen wie Händen, Beinen, Organen, Gehirn etc., die nur miteinander als Organismus funktionieren. Einzeln, also voneinander getrennt, sind sie zwar als Materie existent, aber nicht lebendig.

In den Veden beschreiben zahlreiche Texte, wie diese Lebensweisheiten umgesetzt werden können, damit ein harmonisches und erfülltes Leben verwirklicht werden kann. Als letzte Texte der vedischen Literatur sind die für den Yoga so wichtigen Upanishaden entstanden, die auch als Vedanta (Ende der Veden) bezeichnet werden. Sie reichen bis in das sechste Jahrhundert vor Christus zurück und prägten das gesamte religiöse Leben des indischen Kulturkreises. Die Lehren von Karma und Wiedergeburt sind seither von ungebrochen großer Bedeutung.

Karma und Wiedergeburt

Ursprüngliches Ziel des Yoga war die Befreiung des Geistes.

Karma bedeutet wörtlich Handlung. Die Lehre besagt, dass jede Handlung eine entsprechende Wirkung nach sich zieht, Menschen demnach im Laufe ihres Lebens gutes oder schlechtes Karma aufbauen. In dem Begriff Karma drückt sich die Bedeutung von Denken und Verhalten auf die persönliche Lebenssituation, die Umwelt und auf ein zukünftiges Sein aus. Jeder Gedanke, jede Handlung hat eine Auswirkung auf die Welt. Sowohl für den Einzelnen als auch für die Menschheit.

Die Lehre von der Wiedergeburt entspringt wahrscheinlich zu einem großen Teil dem menschlichen Bedürfnis, das eigene Leben in ein größeres Ganzes eingebettet zu wissen. Sie hält aber auch wissenschaftlichen Betrachtungen stand. Der Erste Hauptsatz der Thermodynamik beispielsweise besagt, dass Energie sich nicht in nichts auflösen kann, sie kann sich nur umwandeln. Was im Westen nur für den Bereich der Materie anerkannt und akzeptiert ist, hat die östliche Philosophie auch auf Geist und Seele angewandt, die ja auch eine Form der Energie darstellen. So gibt Yoga Anstoß zu Fragen wie: Was kommt nach dem Tod? Gibt es ein Jenseits? Was ist der Sinn des Lebens?

Der Weg der Befreiung

Grundlegende Fragen in den Upanishaden kreisen darum, welches das wahre Sein ist und wie die Abhängigkeiten von der endlichen Welt zu überwinden wären. Leid wird als ein Aspekt der Gebundenheit und des Getriebenseins in der alltäglichen Wirklichkeit verstanden, Yoga als Weg der Befreiung daraus angesehen. Als Rückkehr in einen Zustand des Sich-eins-und-verbunden-Fühlens.

Brahman wird beschrieben als Grund, aus dem alles entsteht, in das sich alles wieder auflöst und in welchem alle Wesen gegenwärtig sind. Brahman wird zum göttlichen Prinzip und unterscheidet sich von anderen Gotteslehren dadurch, dass es als der göttliche Funke im Menschen beschrieben wird. Der Weg zu Gott führt nicht nach oben in den Himmel, sondern direkt in das Innere jedes einzelnen Wesens.

Im großen indischen Epos, der Bhagavad Gita, einer der zentralen Schriften der Veden aus dem vierten Jahrhundert vor Christus, werden die **drei großen Yogawege** beschrieben:

- Jnana: Wissen, Erkenntnis und Weisheit
- Bhakti: Hingabe und Liebe
- Karma: Handeln

Es wird die persönliche Beziehung mit dem All-eins-Sein in das Zentrum gerückt. Ein wesentlicher Teil der Bhagavad Gita handelt daher von Selbsterfahrung. Davon, sich selbst kennenzulernen und zu erkennen, welche Art von Yoga ans Ziel führt, was die eigenen Fähigkeiten und die sich daraus ableitenden Verantwortlichkeiten sind. Und davon, entsprechend den kosmischen Gesetzen zu handeln.

In der Zeit zwischen dem zweiten Jahrhundert vor und dem zweiten Jahrhundert nach Christus wurde in den Schriften von Patanjali das bisherige Wissen über Yoga neu geordnet, systematisiert und aktualisiert. Hier wird Yoga vor allem als ein Weg beschrieben, der den Menschen vom Unwissen befreit, ihm bewusst macht, wer er eigentlich ist, was der Sinn des Lebens ist und wie man dementsprechend lebt. Diese Selbstdisziplin wird nicht als von außen auferlegt, sondern als inneres Bedürfnis empfunden. Ein wesentliches Kernstück dieser Sutren (Lehrreden) ist der achtstufige Pfad.

Hatha – Verbindung von Sonne und Mond

Hatha-Yoga gehört zu den jüngsten Entwicklungen der indischen Yogatradition. Seine Ursprünge gehen auf den Beginn des zweiten Jahrtausends nach Christus zurück. Die Hatha-Yoga-Pradipika ist im 14. Jahrhundert entstanden und umfasst im Wesentlichen die technischen Ausführungen der Asanas, Atem- und Reinigungstechniken.

Hatha lässt sich als „kraftvoller Yoga" übersetzen und beschreibt einen Übungsweg, der mit dem Körper und seinen Energien arbeitet. Dieser Weg strebt die Verbindung von Ha (dem Sonnenprinzip, dem Wachsen, der Entfaltung des Lebens) mit dem Tha (dem Mondprinzip, zur Ruhe kommen, Loslassen, Ausatmen) an.

Dieser Zweig des Yoga fußt auf der Weltsicht und dem Menschenbild des indischen Tantrismus. Das bedeutet, dass im Hatha-Yoga der Körper nicht nur eine stoffliche Hülle oder ein bloßes Werkzeug ist (wie in früheren Texten beschrieben), sondern auch als eine wunderbare Möglichkeit gilt, unser Leben durch Sinneserfahrungen zu bereichern.

„Der Yoga ist das Zur-Ruhe-Bringen der Bewegung der inneren Welt."
Patanjali

Yoga im Westen

Einer breiteren Öffentlichkeit wurde Yoga im Westen erstmals im Jahr 1893 bekannt, als in Chicago das „Weltparlament der Religionen" tagte. Dort sprach Swami Vivekananda (1863–1902) über die indische Yogatradition und ihre vielfältigen Erfahrungen und Erkenntnisse. Er war einerseits Schüler des zu seiner Zeit überaus berühmten indischen Yogis Sri Ramakrishna (1834–1886) und andererseits ein westlich gebildeter Inder, der auch die Schule des kritischen, diskursiven Denkens durchlaufen hatte.

Vivekananda gilt als DER Wegbereiter für die Übernahme des Yoga im Westen. In den zahlreichen Vorträgen, die er nach seiner berühmten Rede bei einer Reise durch die Vereinigten Staaten hielt, führte er viele westliche Suchende an den indischen Yoga heran. Er entwickelte auch das Konzept der **vier großen Yogawege**, indem er zu den drei Yogapfaden der Bhagavad Gita einen vierten, den Raja-Yoga (der „königliche" Yoga, der Yoga der Beherrschung) hinzufügte, der den klassischen achtstufigen Yogapfad Patanjalis beschreibt.

Yogastile der Gegenwart

Die fünf großen Yogawege:
- Jnana
- Bhakti
- Karma
- Raja
- Hatha

Als **fünfter großer Yogaweg** gilt der Hatha-Yoga. Der westliche Sprachgebrauch fasst eher körperbetonte Yogapraktiken unter dem Oberbegriff Hatha-Yoga zusammen. Eine neuzeitliche Richtung des Hatha-Yoga, die sowohl in Indien als auch in Europa und Nordamerika verbreitet ist, ist Iyengar-Yoga, der auf B. K. S. Iyengar (1918–2014) zurückgeht. Hier können einfache Hilfsmittel eingesetzt werden, um das Ausführen der Übungen zu erleichtern oder um ihre Wirkung zu verstärken. Sie unterstützen zugleich das Anliegen Iyengars, sehr genau und subtil mit dem Körper zu arbeiten.

Zu den dynamisch orientierten Richtungen des Hatha-Yoga zählen Ashtanga-Yoga, der auf T. Krishnamacharya (1888–1989) zurückgeht, und andere Yogastile wie Power, Vinyasa oder Flow, die aus Ashtanga hervorgegangen sind.

Der seit über 50 Jahren international verbreitete Sivananda-Yoga geht zurück auf die beiden Yogameister Swami Sivananda (1887–1963) und dessen Schüler Swami Vishnu-Devananda (1927–1993). Es handelt sich um klassischen ganzheitlichen Yoga, der alle bekannten Yogasysteme integriert.

Zusätzlich zu den traditionellen Richtungen werden besonders im Zuge des Fitness- und Wellnesstrends immer wieder „neue" Yogaarten kreiert, sodass mittlerweile eine fast unüberschaubare Anzahl unterschiedlicher Yogaschulen existiert. Von Bikram-Yoga bei hoher Raumtemperatur über Luna-, Hormon- oder Lach- bis hin zum Nackt-Yoga gibt es beinahe nichts, was nicht Yoga genannt wird.

Von Boris Sacharow (Schüler Swami Sivanandas und einer der Wegbereiter des Yoga im Westen) stammt folgendes Zitat: „Von Tag zu Tag schießen neue Yogapilze aus dem durch üppige Phantasie übersättigten Boden der Orientalistik, und es werden neue Namen zutage gefördert, wie Sattva-Yoga, Buddhi-Yoga, Purna-Yoga usw. – als ob die klassischen Yogaarten, wie man die ersten fünf zu nennen pflegt (nämlich Karma, Bhakti, Hatha, Raja und Jnana), nicht vollauf genügt hätten."

Integraler Yoga

Dabei handelt es sich nicht um eine Form des Yoga mit fest definierten Übungen wie im Hatha-Yoga oder im Raja-Yoga. Wesentlicher als Asanas sei nach Sri Aurobindo (1872–1950) die vollkommene Hingabe, in der der Übende alle seine Handlungen, Worte und Gedanken dem Göttlichen widmet. Dieser Yoga heißt integral, weil die traditionellen Disziplinen Jnana-, Karma- und Bhakti-Yoga miteinander verknüpft werden, wie Aurobindo es in der Synthese des Yoga beschreibt. Integral sei er aber auch deshalb, weil er die Welt nicht ablehnt oder überwinden will, sondern sie mit dem Göttlichen zu durchdringen sucht.

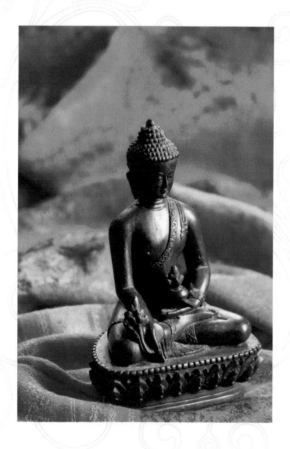

Yoga – ein Weg in acht Stufen

Der achtstufige Pfad des Patanjali beschreibt in umfassender Weise, wie sich der Mensch der Verwirklichung des Yoga annähern kann.

Stufe 1 – Yamas

In der ersten Stufe, den Yamas, werden Verhaltensanweisungen gegeben, die sich als ethische Werte bezeichnen lassen und auf das Sozialverhalten, also das Verhalten in einer Gemeinschaft wirken sowie auf den Umgang mit der Natur. Das erste und wichtigste der fünf Yamas lautet Ahimsa – übersetzt Gewaltfreiheit.

Dieses Prinzip findet in der Yogapraxis eine konkrete Anwendung, indem z. B. jedes Asana achtsam ausgeführt wird. Auf das gesamte Leben ausgeweitet, bedeutet Ahimsa Gewaltlosigkeit gegenüber sich selbst und anderen Menschen. Aber auch anderen Lebewesen gegenüber, wie etwa Tieren, weshalb vegetarische Ernährung vom Yogi nicht nur aus gesundheitlichen Gründen bevorzugt wird.

Stufe 2 – Niyamas

In der zweiten Stufe, den Niyamas, werden ethische Grundsätze beschrieben, die sich auf den einzelnen Menschen im Umgang mit sich selbst beziehen. Es geht dabei um äußere und innere Ruhe und Selbstzufriedenheit und um innere und äußere Reinheit (Ernährung und andere Gewohnheiten wie Rauchen, häufiger Alkoholgenuss usw.).

Des Weiteren enthalten sie Handlungsanweisungen, wie das Bewusstsein geschult, Loslösung von innerer Gebundenheit und Hingabe an das Göttliche erfahren werden können. Dabei geht es um Selbsterfahrung, das Selbststudium und Selbsterkenntnis.

Stufe 3 – Asanas

Die dritte Stufe umfasst die Asanas, die in der Yogaunterrichtspraxis des Westens den größten Raum einnehmen. Ursprünglich war mit Asana eine Sitzhaltung gemeint, die als sthira (fest) sukham (angenehm) asanam beschrieben wurde und damit zwei wichtige Kriterien auch für spätere Körperübungen festlegte.

In diesen zwei Prinzipien, die scheinbar widersprüchlich sind, ist eine grundlegende Einstellung des Übens ausgedrückt. Dabei geht es nicht um ein Entweder-oder, wie man es häufig finden kann, wenn einige Muskeln (oder Sehnenanteile) zu kraftvoll und verspannt und andere zu schlaff und energielos sind, sondern um eine gesunde Synthese, in der ein bestimmter Muskel (oder eine Gruppe von zusammenspielenden Muskeln) gleichzeitig energiereich/kraftvoll und entspannt ist.

Stufe 4 – Pranayama

Auf der vierten Stufe, dem Pranayama, wird der Nähr- und Reinigungsfunktion des Atems besondere Beachtung geschenkt. In der heutigen Yogapraxis geht es in erster Linie darum, den Atem in seiner natürlichen Funktion zu erfahren. Viele Menschen haben diesen natürlichen Atem verloren. Durch die Bewusstmachung des Atems, der einzelnen Atemphasen, entsteht eine Feinheit des Atems, wodurch auch die Aktivitäten des Geistes feiner und subtiler werden.

Stufe 5 – Pratyahara

In der fünften Stufe, Pratyahara, übt der Yogi das Zurückziehen der Sinne von der Außenwahrnehmung, und ein bewusster Umgang mit den Sinnen wird möglich. Der Rückzug zum inneren Erleben führt zu neuen Erfahrungen.

Über unsere Sinne nehmen wir Kontakt mit der Außenwelt auf. Pratyahara dreht diese Ausrichtung der Sinne um und ermöglicht in einem Akt des Geschehenlassens, dass der Geist in seiner Wesensintensität ruht. Diese Erfahrung einer Verinnerlichung schärft die Sinne so, dass das Außen mit einer neuen Tiefe und Intensität wahrgenommen wird.

Stufe 6 – Dharana

Dharana, Konzentration, die sechste Stufe, beschreibt einen bewussten Umgang mit der Aufmerksamkeit und dem Geist. Die Ausrichtung und Sammlung auf einen Gegenstand führt zur Zentrierung und Ruhe. Eine Prämisse im Yoga lautet daher, zu gegebener Zeit immer nur eine Sache zu machen und keine andere gleichzeitig.

Stufe 7 – Dhyana

Die siebte Stufe, Dhyana, beschreibt den Zustand der Meditation. Sie unterscheidet sich von der vorigen, indem die Konzentration gelockert wird, sie verliert immer mehr den Aspekt der Anspannung, der meist der Konzentration anhaftet, ohne dass der Geist sich wieder ablenken lässt.

Die Konzentration verfeinert sich in einem leuchtenden Strahl in die innere Mitte. In der Meditation fließen alle bisherigen Aspekte zusammen. Das richtige Sitzen, das Atmen, das Zurückziehen der Sinne und die Konzentration bündeln sich sowohl in einen Zustand des gleichzeitigen Gelöstseins als auch der Erfahrung tiefer Verbundenheit.

Stufe 8 – Samadhi

Mit der achten Stufe, Samadhi – Einssein, ist der Zustand tiefer Meditation gemeint, ein ganzheitliches Erleben, die Transzendenz. Dieser Zustand lässt sich nicht „machen" oder bewusst erzeugen, sondern tritt als Glücksmoment ein: Alle Polaritäten lösen sich in einem holistischen Einheitserleben auf. Er wird nur von sehr wenigen Praktizierenden jemals erreicht.

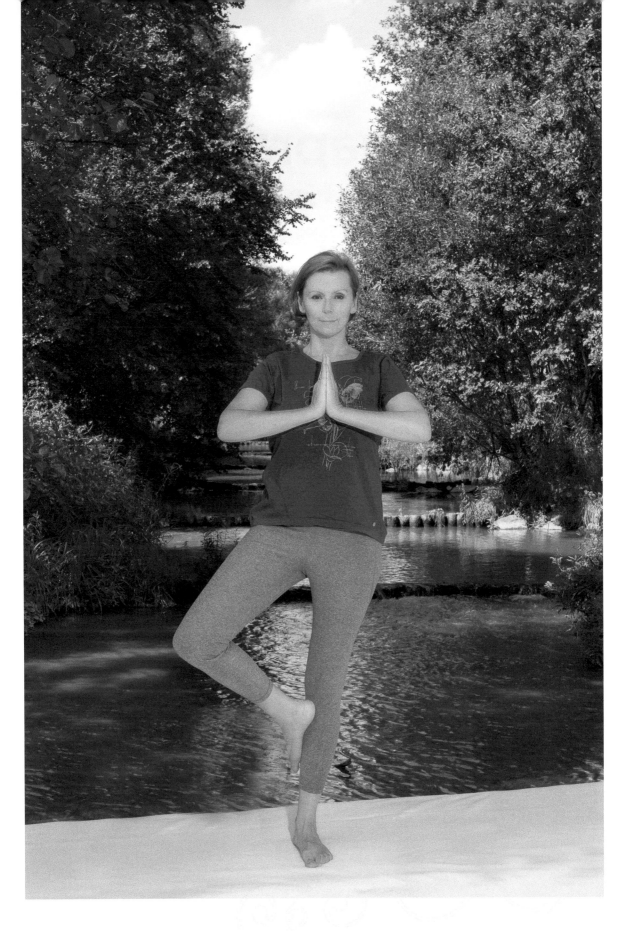

Die Yogapraxis hier und heute

Grundlage für die meisten heute praktizierten Yoga-stile ist wie gesagt der Hatha-Yoga. Abgesehen von der Yogapraxis, die der oder die Einzelne für sich allein ausübt, wird Yoga heute zumeist in Yogastudios, manchmal in Yogaschulen, vielfach aber auch einfach nur in einem dafür halbwegs geeigneten Raum von einer Gruppe unter Anleitung ausgeübt.

In unseren Breiten sind die Gruppen meist eher klein, in anderen Teilen der Welt wie den USA sind Massenveranstaltungen mit unzähligen Menschen, die Matte an Matte üben, keine Seltenheit. Angeleitet werden sie von Yoga-lehrerinnen oder -trainern, die Übungen ansagen und mitunter auch „ein-greifen", um Fehlhaltungen zu korrigieren und Asanas zu optimieren. Ein guter Yogalehrer unterstützt seine Schüler auch mental und emotional und ist Vertrauensträger.

Eine Yogaeinheit dauert üblicherweise etwa eineinhalb Stunden und setzt sich aus fünf Elementen zusammen, die unterschiedliche Übungen enthalten:

- ◆ Vorbereitende Übungen: Aufwärmen – durchbewegen
- ◆ Sonnengruß
- ◆ Asanas: klassische Körperhaltungen im Yoga
- ◆ Pranayama: durch Atmen zu neuer Lebenskraft
- ◆ Meditation: die Kraft des Geistes stärken
- ◆ Entspannung: das Beste zum Schluss

Vorbereitende Übungen

Der sprichwörtliche Sprung ins kalte Wasser kann ja recht erfrischend sein. Es kann einem vor lauter Schreck aber auch das Herz stehen bleiben. Das ist beim Yoga zwar nicht ernsthaft zu befürchten, aber wie bei jeder Form der Bewegung ist eine gute Vorbereitung wichtig, damit man sich keine Verletzungen zuzieht und die eigentlichen Übungen, die Asanas, gut gelingen und ihre volle Wirkung entfalten können.

Die Vorbereitung kann dazu genutzt werden, den Körper durchzubewegen und zu lockern, aufzuwärmen, und dazu, beim eigenen Körper anzukommen. Ihn zu spüren, zu beachten, auf Yoga einzustimmen. Von Beginn weg soll die Atmung mit der Bewegung synchronisiert werden, der ganze Körper von der vitalisierenden Energie des Atems durchströmt werden.

Für diese erste Phase der Yogapraxis haben sich verschiedene Elemente bewährt:

- ◆ Selbstmassage
- ◆ Lockernde Übungen für die Wirbelsäule
- ◆ Durchbewegen der Gelenke

Selbstmassage

Den eigenen Körper zu massieren kann sehr angenehm sein. Eine tolle Variante dazu ist die Klopfmassage, ein Element aus dem Qigong, die ich vom US-amerikanischen Zen-Priester Edward Espe Brown gezeigt bekam. Sie wirkt wunderbar aktivierend – und macht Spaß!

Klopfmassage nach Ed

Dazu stellen Sie sich im bequemen, stabilen Stand mit hüftbreit voneinander entfernten Füßen auf und beginnen damit, Ihren linken Arm mit der flachen, rechten Hand abzuklatschen. Dabei fangen Sie am linken Handrücken an und klopfen entlang der Außenseite wiederholt auf den Arm – so fest, wie es Ihnen angenehm ist. Das geht bis zur linken Schulter und über den Nacken, dann übernehmen Sie das Klopfen mit der linken Hand und gehen damit über die rechte Schulter und Außenseite des rechten Arms bis zur Hand hinunter.

An der rechten Hand machen Sie kehrt zur Innenseite des Armes und klopfen bis zur Achsel hoch, über die Brust mit Handwechsel wieder an der linken Arminnenseite abwärts. Die ganze Tour können Sie nach Belieben noch ein- bis zweimal wiederholen.

Als Nächstes werden Dekolleté, Flanken und Bauch zärtlich mit beiden flachen Händen abgeklopft. Danach kommt die Rückseite dran: Klopfen Sie sich erst einmal aufmunternd einige Male auf die Schultern, zuerst auf die eine, dann auf die andere. Dann klatschen Sie – ruhig etwas beherzter – mehrmals beidhändig auf Ihr Gesäß und die Hüften. Wandern Sie sodann klatschend an den Rückseiten der Beine abwärts und vorn wieder hoch, ebenfalls bis zu insgesamt dreimal. Nun kommen Kopf und Gesicht dran. Massieren Sie mit Ihren Fingerkuppen kräftig Ihre Kopfhaut, möglichst am ganzen Kopf, dann zärtlich Ihr Gesicht. Zum Abschluss heben Sie einen Fuß an, legen ihn am Knie ab, halten ihn mit einer Hand fest und reiben mit den Knöcheln Ihrer Fingergelenke die Fußsohle ab. Zu guter Letzt klatschen Sie fest mit der flachen Hand auf Ihre Fußsohle. Das Gleiche machen Sie mit Ihrem anderen Fuß.

Lockernde Übungen für die Wirbelsäule

Durch unser an die Zivilisation angepasstes Leben sind Haltungsschäden an der Wirbelsäule ein weit verbreitetes Phänomen. Wenn wir dem nicht entgegenwirken, werden wir von Jahr zu Jahr weniger beweglich und starrer und leiden zunehmend an Schmerzen im Rücken. Mithilfe der Asanas können wir auch dagegen etwas unternehmen. Aber dazu müssen wir uns erst bereit machen, indem wir unsere Wirbelsäule aktiv in die verschiedensten Richtungen durchbewegen.

Halswirbelsäule – Kopf wenden

Beginnend mit der Halswirbelsäule, drehen Sie den aufrecht gehaltenen Kopf langsam und sachte nach links und rechts. So weit, wie das angenehm und ohne Widerstand möglich ist. Bringen Sie das Drehen des Kopfes mit Ihrer Atmung in Einklang. Ausatmend drehen Sie zur Seite, einatmend zur Mitte. Wiederholen Sie dies einige Male.

Kopf seitlich neigen

Sodann neigen Sie den Kopf zur Seite, indem Sie Ihr Ohr Richtung Schulter sinken lassen. Achten Sie darauf, dass Sie das Kinn nicht absenken, sondern das Gesicht in der Frontalebene bleibt. Auch hier wieder Absenken mit Ausatmen, Kopfheben mit Einatmen. Einige Wiederholungen zu beiden Seiten.

Schultern lockern

Da die Muskulatur des Nackens zu einem guten Teil in Verbindung mit der Halswirbelsäule steht, ist das Lockern der Schulter- und Nackenmuskulatur für eine beschwerdefreie Halswirbelsäule von großer Bedeutung. Beinahe alle leiden wir unter Verspannungen und Muskeldysbalancen, weswegen wir mit unseren Schultern kreisen sollten, wann immer es uns in den Sinn kommt. Dazu lassen Sie die Arme locker herabhängen und bewegen Ihre Schultern in möglichst großen Kreisbewegungen parallel einige Male nach vorn und dann rückwärts.

Lendenwirbelsäule – Palme im Wind

Stehen Sie aufrecht mit geschlossenen Beinen (Innenknöchel berühren einander), und strecken Sie die Arme senkrecht in die Höhe, so hoch es geht. Die Handflächen sind zueinander gerichtet und berühren sich. Mit dem Ausatmen beugen Sie Oberkörper, Kopf und Arme zur Seite. Mit dem Einatmen richten Sie sich wieder auf und strecken sich. Achten Sie darauf, dass die Flanke gut geöffnet wird. Einige Wiederholungen zu beiden Seiten.

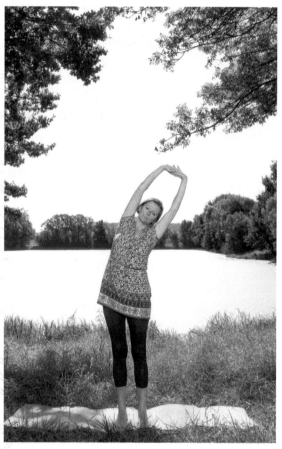

Palme im Wind

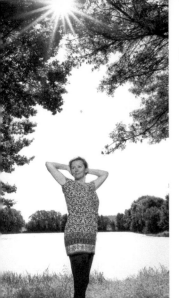

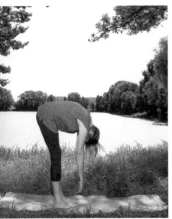

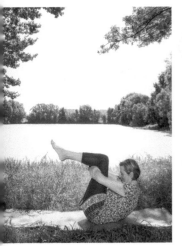

Drehung im Stehen

Stehen Sie mit bequem gespreizten Beinen und verschränken Sie Ihre Finger am Hinterkopf. Drehen Sie mit der Ausatmung Oberkörper, Arme und Kopf zur Seite. Einatmend drehen Sie sich wieder zur Mitte zurück. Auch hier einige Wiederholungen zu beiden Seiten.

Wirbel für Wirbel abrollen aus dem Stehen

Stehen Sie aufrecht und entspannt und senken Sie erst den Kopf ab; dann die Schultern nach vorn und die Arme nach unten sinken lassen. Rollen Sie so den Rücken allmählich von oben nach unten ab, bis der Oberkörper entspannt nach unten hängt. In dieser Position entspannen Sie sich für einige Atemzüge und rollen in der umgekehrten Bewegung wieder hoch.

Drehung im Stehen

Drehung im Liegen

In Rückenlage winkeln Sie die Beine ab und stellen die Füße nahe am Gesäß ab. Die Arme werden seitlich ausgestreckt abgelegt. Mit dem Einatmen senken Sie die Knie zu einer Seite hin ab, mit dem Ausatmen heben Sie sie wieder an und wiederholen dies einige Male. Alternativ kann die Übung auch statisch ausgeführt werden, dann werden die Beine länger auf dem Boden abgelegt. Sie können hier die Dehnung passiv verstärken, indem Sie die Knie mithilfe der Schwerkraft absinken lassen. Der Kopf wird jeweils zur Gegenseite gedreht. Wenn die Knie links liegen, schauen Sie nach rechts und umgekehrt. Die Schultern sollten sich möglichst nicht vom Untergrund abheben.

Die Rückenschaukel

Massage für den Rücken gewünscht? Hier ist sie, die Rückenschaukel. In Rückenlage ziehen Sie die Beine an; greifen Sie unter den Kniekehlen durch und fassen Sie Ihre Arme. Dann machen Sie Ihren Rücken rund und beginnen durch Heben und Senken der Unterschenkel eine sanfte Schaukelbewegung, die Sie nach Lust und Laune intensivieren können.

Abrollen aus dem Stehen

Durchbewegen der Gelenke

Nachdem die Wirbelsäule durchgehend aufgelockert wurde, wollen auch die Arme und Beine gezielt bewegt werden. Alle beschriebenen Bewegungen werden mehrmals und wo möglich in beide Richtungen durchgeführt. So beginnen Sie die Finger zu strecken und zu spreizen, um dann die Faust zu ballen, dann die Handgelenke zu kreisen, dann werden die Arme abgewinkelt und gestreckt, und schließlich kreisen Sie mit den Armen. Bei den Beinen beginnt man auf einem Bein stehend das andere anzuheben und die Zehen zu strecken und zu beugen, den Fuß im Sprunggelenk, den Unterschenkel im Kniegelenk kreisen zu lassen. Dann wird das Knie rotiert, also der Oberschenkel in eine kreisende Bewegung aus der Hüfte gebracht, und als Nächstes das Bein aus der Hüfte nach vorn und rückwärts geschwungen. Das alles möglichst ohne dabei das Gleichgewicht zu verlieren.

Rückenschaukel

Der Sonnengruß – Surya Namaskar

Eine sehr beliebte Übungsabfolge ist der Sonnengruß Surya Namaskar, mancherorts auch als Sonnengebet bezeichnet. Beinahe jeder, der schon einmal Yoga praktiziert hat, kennt und schätzt ihn, obwohl er in den klassischen Schriften des Yoga nicht erwähnt ist. Es handelt sich um eine Abfolge verschiedener Übungen, bei denen jeweils Vorwärts- und Rückbeugen ausgeführt werden. Diese werden mit der Atmung synchronisiert. Bei Bewegungen nach vorn oder abwärts wird ausgeatmet, bei Rückwärtsbeugung und Aufrichten eingeatmet. Die einzelnen Positionen des Sonnengrußes gehen dynamisch fließend ineinander über und werden jeweils nur kurz gehalten.

Es existieren zahlreiche unterschiedliche Variationen des Sonnengrußes, er kann sowohl als vorbereitende Übung für die Asanas als auch als eigenständige Praxis ausgeführt werden. Die Bezeichnung Sonnengebet kann uns dazu anregen, die Abfolge mit besonderer Hingabe auszuführen und dabei die Energie der Sonne als Lebensspenderin in uns aufzunehmen. So kann der Sonnengruß als bewegte Meditation praktiziert werden.

Der Sonnengruß sollte auf einer rutschfesten Unterlage mit bloßen Füßen ausgeführt werden, da man sonst sehr viel Kraft aufwenden muss, um die Füße am Fortrutschen zu hindern. Auch frisch eingecremte Hände sind aus diesem Grund unpraktisch. Um sich mit der Abfolge vertraut zu machen, sollten erst die einzelnen Positionen jede für sich geübt werden. Erst dann in Aneinanderreihung und in weiterer Folge mit der synchronisierten Atmung.

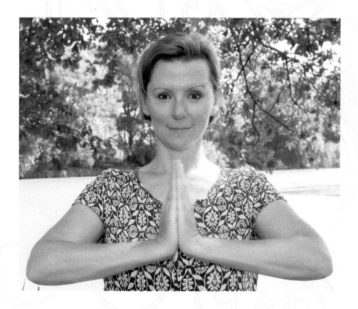

Der kleine Sonnengruß

Eine kompakte Form des umfangreicheren „normalen" Sonnengrußes, der in vielen Schulen praktiziert wird. Er hat den Vorteil, dass er leicht zu erlernen ist und trotz seiner Kürze eine gute Wirkung auf Beweglichkeit und Vitalität hat.

Stellung 1: Die Grußhaltung

Dazu stehen Sie mit geschlossenen Beinen im vorderen Drittel Ihrer Matte und halten bei waagrechten Unterarmen Ihre Handflächen aneinander. Ausatmung.

Stellung 2: Die Rückwärtsbeuge

Beim Einatmen werden die Arme über den Kopf angehoben, die Handflächen sind zueinander gerichtet, und Sie beugen sich ein wenig nach rückwärts, ohne dabei Lendenwirbelsäule und Genick zu belasten. Das Brustbein strebt nach oben, Sie strecken sich als Ganzes, auch im Nacken.

Stellung 3: Die Hand-Fuß-Stellung

Ausatmend werden aus der Rückwärtsbeuge die gestreckten Arme bei geradem Rücken in einem Halbkreis nach vorn unten abgesenkt und neben den Füßen auf den Boden gestützt. Wenn dies bei gestreckten Beinen nicht möglich ist, so weit wie nötig in die Knie gehen.

Stellung 4: Der Reiter

Mit dem Einatmen wird der rechte Fuß in einem weiten Ausfallschritt nach hinten gebracht, abgesetzt, das rechte Knie abgelegt und das Becken abgesenkt. Die Wirbelsäule inklusive Nacken streckt sich, die Hände bleiben neben dem linken Fuß auf dem Boden.

Stellung 5: Der abwärts schauende Hund

Das Becken hebt sich mit dem Einatmen, das rechte Bein wird durchgestreckt, der linke Fuß angehoben und neben den rechten Fuß abgesetzt. Die Hände bleiben, wo sie sind. Beine und Arme sind gestreckt, so das möglich ist. Die Fersen und Schultern streben nach unten, das Steißbein nach oben.

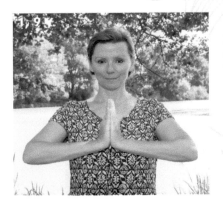
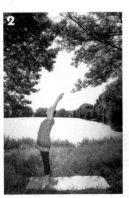
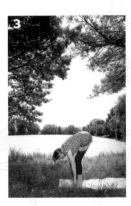
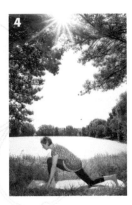

Stellung 6: Der Reiter

Mit dem Einatmen wird der rechte Fuß wieder zwischen die Hände nach vorn gebracht. In dieselbe Position wie bei Nr. 4, nur seitenverkehrt.

Stellung 7: Die Hand-Fuß-Stellung

Nun wird auch der linke Fuß wieder nach vorn zum rechten gebracht, während ausgeatmet wird. Die Hände werden neben den Füßen aufgestützt, wie bei Position 3.

Stellung 8: Die Rückwärtsbeuge

Dazu werden einatmend die Arme gestreckt bei geradem Rücken angehoben und in die gleiche Position wie bei Nr. 2 gebracht.

Stellung 9: Die Grußhaltung

Zum Abschluss werden ausatmend die Arme in die Ausgangsposition abgesenkt.

Somit ist eine halbe Runde des kurzen Sonnengrußes abgeschlossen. Nach zwei Atemzügen ruhigen und kräftigen Durchatmens geht es in die zweite Hälfte der Übung, wo nun im Reiter (Stellung 4) das linke Bein nach hinten gebracht wird und für Stellung 7 der rechte Fuß nach vorn tritt. Insgesamt sollten drei ganze Runden Sonnengruß ausgeführt werden.

Die angeführte Übungsfolge stellt eine kurze Version des Sonnengrußes dar, den es in vielen unterschiedlichen Variationen gibt, wie Sie in Büchern oder dem Internet nachlesen können. Wenn Sie Freude an der Übung haben, finden Sie garantiert Ihre persönliche Lieblingsvariante, die Sie sicherlich gerne und regelmäßig praktizieren werden.

Der Sonnengruß ist eine Übungsabfolge, die sich besonders dazu eignet, in die tägliche Routine integriert zu werden, weil sie den ganzen Körper gut durchbewegt und aktiviert. Wer morgens mit niedrigem Blutdruck zu kämpfen hat, sollte diesen vor der Übung mit wechselwarmem Duschen in Schwung bringen, damit kein Schwindelgefühl auftritt.

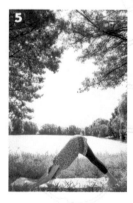 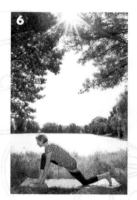 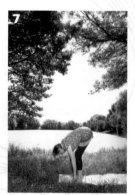 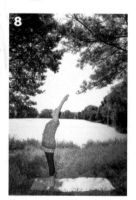

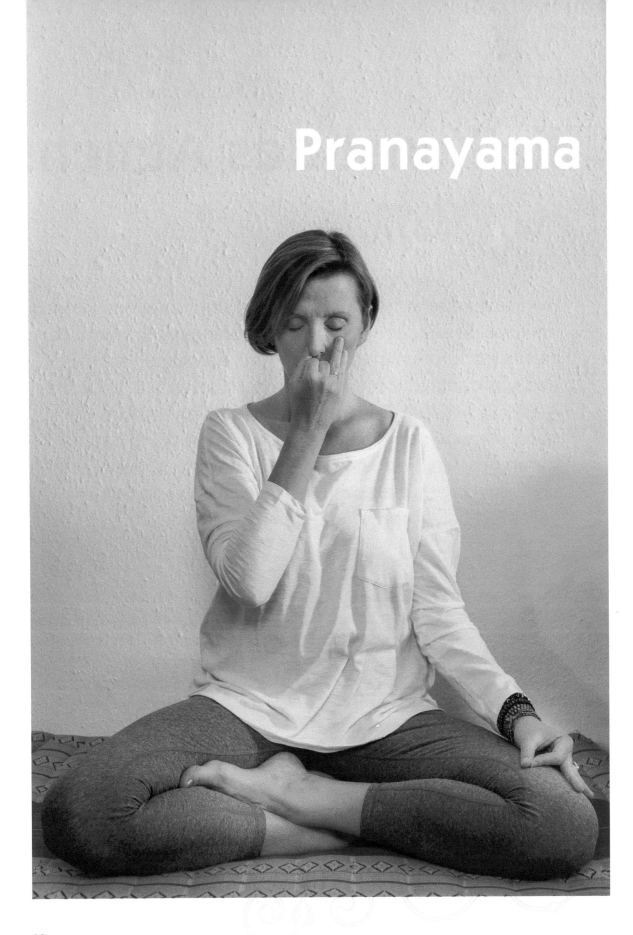

Pranayama

… die Kunst des Atmens

Normalerweise atmen wir von selbst und ohne uns dessen bewusst zu sein. Lediglich in Situationen von körperlicher oder emotionaler Anstrengung wird das Atmen schwer und uns dadurch vielleicht auch bewusster. Wie stark der Atem mit unseren Emotionen verknüpft ist, merken wir dann, wenn wir erst einmal tief durchatmen, um uns zu beruhigen, weil wir damit verhindern können, dass wir unserem Gegenüber, das uns vielleicht gerade herausgefordert hat, sofort an die Kehle springen.

Die Atmung stellt eine Schnittstelle zwischen bewussten und autonomen Anteilen unseres Gehirns dar. Während die Steuerung der Atmung automatisch über das Atemzentrum im verlängerten Rückenmark unter Einfluss des vegetativen Nervensystems erfolgt, kann das denkende Gehirn auch eine bewusste Führung der Atmung veranlassen. So können wir durch bewusst gesteuerte Atmung nicht nur unsere Körperfunktionen verändern, sondern zum Beispiel auch unsere Stimmung.

Beim Pranayama wird angestrebt, einen bestimmten Atemrhythmus zu verfolgen und durch gezielte Lenkung des Atemluftstroms energetische Wirkungen auf den Körper zu erzielen. Wird die Aufmerksamkeit auf die Atmung gelenkt, so bewirkt dies gleichzeitig eine Beruhigung des Geistes. So ist es zu erklären, dass die Kontrolle über die Atmung gleichermaßen Kontrolle über den Geist bedeutet.

Prana – Atem ist Leben

Der Begriff Prana findet schon in den alten Schriften der Upanishaden Erwähnung. Dort wird der Versuch unternommen, eine Unterscheidung zwischen den sichtbaren und unsichtbaren Bestandteilen des Menschen vorzunehmen. Als Gegensatz zu den fünf sterblichen Bestandteilen – die da sind Haare, Haut, Fleisch, Knochen und Mark – werden häufig die fünf unsichtbaren Bestandteile des Menschen – Denken, Rede, Atem (Prana), Sehen und Hören – genannt und als unsterbliche Bestandteile bezeichnet.

In dieser Vorstellung wird der Atem als zentrale Lebenskraft betrachtet. Im Raja-Yoga dienen die Atemübungen (Pranayama) der Zusammenführung von Körper und Geist durch die Atmung. Prana ist jedoch mehr als „nur" Atem oder Luft. Im Yoga wird das Arbeiten mit Atem und Luft als Zugang zum Prana, d. h. der Lebensenergie und ihrer Manifestation im Körper begriffen. Den Vorstellungen des Yoga zufolge zirkuliert Prana im Körper durch ein System von Kanälen (Nadi).

Prana, der Atem, ist die zentrale Lebenskraft.

In den Upanishaden steht die Atemlehre in engem Zusammenhang mit der Vorstellung von Atman (Seele). Prana durchzieht jedes Leben, ist aber nicht der Atman oder das individuelle Selbst. In der Kaushitaki-Upanishad heißt es: „Ich bin der Atem (Prana). Als den aus Erkennen bestehenden Atman, als Leben, als Unsterblichkeit verehre mich. Der Atem ist Leben und das Leben ist Atem. Denn solange der Atem in diesem Körper weilt, so lange weilt auch das Leben."

Was ist Pranayama?

Prana ist eine Bezeichnung für die Lebensenergie (vergleiche auch Qi); Ayama kann mit „Kontrolle" oder auch mit „Erweiterung" übersetzt werden.

Der Begriff Pranayama bezeichnet also die bewusste Regulierung und Vertiefung der Atmung durch Achtsamkeit und beständiges Üben. Da die Atmung Träger der Lebensenergie ist, kann man Prana auch mit „Atem" übersetzen – im ursprünglichen Gebrauch hat der Begriff jedoch ein größeres Bedeutungsspektrum.

Eine fortdauernde Konzentration auf die Vorgänge der Atmung und bewusst ausgeführte Atemtechniken können die Prozesse des Bewusstseins beeinflussen. Werden die verschiedenen Übungen des Pranayama regelmäßig praktiziert, wird das Atemvolumen vergrößert und der Atem immer länger und feiner. Bisweilen kommt es zu natürlichen (mühelosen) Atemverhaltungen (Sanskrit: Kevala Kumbhaka). Aus physikalischer Sicht bildet sich bei so einer feinen, sehr langsamen Atmung eine nahezu turbulenzfreie, laminare Luftströmung in den Atemwegen und Bronchien, was die biochemischen Gasaustauschprozesse der Lunge optimiert.

Verschiedene medizinische Studien (Karthik et al. 2014; Goyal et al. 2014; Sengupta 2012) zeigten: Regelmäßige, langsame Atmung im Pranayama führt zu positiv bewerteten Effekten, wie z. B. verringertem Sauerstoffbedarf, niedrigerem Puls und Blutdruck, sowie Auswirkungen auf den Hautleitwert, gesteigerten Amplituden von Theta-Wellen im EEG und gesteigerter Aktivität des Parasympathikus, einhergehend mit dem Gefühl von Wachheit und Energetisierung.

Bereits in den Yoga-Sutren Patanjalis ist dargelegt, dass Ablenkungen des Geistes mit unruhiger Atmung verbunden seien (Kap. I, Sutra 31) und dass Atemkontrolle den Geist zur Konzentration bringen könne (Kap. I, Sutra 34). Ausatmung, Einatmung und Atempausen werden beim Pranayama in ein bestimmtes Verhältnis zueinander gebracht. Dies führe bei sensibler Ausführung zu einer Veränderung der Aktivitäten des Geistes und könne bei regelmäßiger Praxis eine tiefgehende Transformation des Bewusstseins und eine zunehmende Sensibilisierung für feinstoffliche Lebensaktivitäten bewirken.

Der Weg zum Pranayama – Vorübungen

Pranayama ist die hohe Kunst des gesteuerten, kontrollierten Atmens im Yoga. Weil dahinter sehr viel mehr steckt, als auf bestimmte Art ein- und auszuatmen und die Luft dann und wann anzuhalten, hat B. K. S. Iyengar ihm ein ganzes Buch gewidmet.

Yogaprofis warnen davor, die Übungen auf die leichte Schulter zu nehmen, und empfehlen, Pranayama nur äußerst behutsam, Schritt für Schritt unter Anleitung eines Profis zu erlernen. Die einleitenden Atemübungen trainieren das Atemsystem und bereiten es auf Pranayama vor mit dem Ziel, mithilfe von Pranayama das Energiesystem zu trainieren und eine Speicherung von Prana zu bewirken.

Kontrolle über den Atem bringt Kontrolle über den Geist.

Richtiges Atmen

Der zivilisationsgeschädigte Mensch atmet aufgrund der meist sitzenden Tätigkeit nur noch selten richtig und effizient. Durch die schlechte Haltung wird die Beweglichkeit des Brustkorbes und damit das Atemvolumen reduziert.

Wir sollten daher im Alltag auf eine aufrechte Körperhaltung – vor allem der Wirbelsäule – achten und den Atemrhythmus immer wieder dahingehend überprüfen, ob die Atemzüge anstatt flach entsprechend tiefer geführt werden, mit etwas längeren Aus- als Einatemphasen.

Mit der bewussten Verbesserung der Atmung im Alltag lässt sich das Wohlbefinden positiv beeinflussen. Machen Sie sich am besten mehrmals täglich folgende Punkte bewusst: **Atmen Sie durch die Nase – langsam – gleichmäßig – in den Bauch. Und atmen Sie möglichst viel frische Luft!**

Atmung durch die Nase und mit dem Bauch

Durch die Nase zu atmen ist deshalb so wichtig, weil die Atemluft beim Strömen durch die Nase gereinigt und vorgewärmt und der Atem besser dosiert wird. Durch Bauchatmung werden die Bauchorgane massiert, das Zwerchfell ist stärker in den Atemvorgang involviert und wir erzielen ein größeres Atemvolumen. Langsames Atmen beruhigt das Nervensystem und den Geist.

Die normale Atemfrequenz beträgt zwischen 12 und 18 Atemzüge pro Minute. Das durchschnittliche Lungenvolumen liegt bei etwa fünf Litern. Da die Lunge als Organ ausschließlich auf die Atemfunktion hin ausgerichtet ist und sie sich nicht aktiv bewegen kann, ist sie auf die Muskulatur des Rumpfes angewiesen. Das Zwerchfell als kuppelförmiger Trennungsmuskel zwischen dem Brust- und dem Bauchraum kann durch sein Zusammenziehen den Brustraum in Richtung Bauchhöhle und damit das Lungenvolumen vergrößern und die Einatmung verstärken.

Übung zur Bewusstmachung der Atemräume

Legen Sie sich auf den Rücken und atmen Sie tief und gleichmäßig. Versuchen Sie, Ihrem Atem mit Ihrer ganzen Aufmerksamkeit zu folgen: vom Luftstrom, der innen an Ihren Nasenflügeln vorbeistreift, über Ihren Kehlkopf, wo Sie vielleicht die Luft durchströmen spüren, bis hin zum Rumpf, wo sich Brustkorb und Bauchdecke bewegen können. Hebt sich beim Einatmen der Brustkorb oder die Bauchdecke oder beides? Um genau zu verfolgen, was sich hier tut, legen Sie am besten eine Hand flach auf den Bauch, die andere auf Ihr Brustbein. Und nun beobachten Sie, wie sich Ihre Hände mit dem Ein- und Ausatmen mitbewegen.

Versuchen Sie nun, die Bewegungen des Brustraumes bewusst zu verstärken, indem Sie beim Einatmen den Brustkorb ganz weit öffnen, beim Ausatmen von selbst zusammensinken lassen.

Als Nächstes, nachdem Sie eine Weile unbeeinflusst geatmet haben, verstärken Sie die Bauchbewegung. Beim Einatmen strecken Sie Ihre Bauchdecke raus, so als wollten Sie Ihren Bauch zu einer großen Kugel machen. Beim Ausatmen lassen Sie die Bauchdecke zurückfallen in Richtung Wirbelsäule.

Wenn Sie das Gefühl für beide Atemformen verinnerlicht haben, können Sie die Hände wieder neben den Körper legen und im Liegen ruhige Bauchatmung üben. Sie werden sehen, wie entspannend das wirkt!

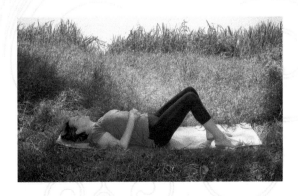

Die volle Yoga-Atmung

In der sogenannten yogischen Atmung werden die vollen Kapazitäten von Brust- und Bauchatmung ausgeschöpft. Wenn Sie die sichere Unterscheidung von Brust- und Bauchatmung erlernt haben, können Sie sich der Yoga-Atmung zuwenden. Dies können Sie ebenfalls im Liegen tun. Sie können aber auch mit möglichst aufrechter Wirbelsäule auf einem Sitzkissen sitzen (wenn das nicht gut möglich ist, auf einem Hocker).

Beginnen Sie beim Einatmen mit dem Heben der Bauchdecke, dann heben Sie den Brustkorb, und zu guter Letzt ziehen Sie die Schlüsselbeine noch ein klein wenig hoch. Beim Ausatmen werden diese Bewegungen in umgekehrter Reihenfolge durchgeführt.

Die Biene – Bhramari

Diese Form der Atmung wird als besonders angenehm empfunden und hat ebenso beruhigende wie harmonisierende Wirkung. Setzen Sie sich aufrecht hin und atmen Sie langsam tief ein, indem Sie erst den Bauch und dann die Brust heben (wie bei der yogischen Atmung).

Beim anschließenden langsamen Ausatmen lassen Sie einen leisen, gleichmäßigen Summton (Mmmmm …) erklingen und während der gesamten Ausatmung gleichmäßig mitschwingen. Mithilfe des Tones können Sie Ihre Kontrolle über die Gleichmäßigkeit der Ausatmung verbessern, da der Ton bei ungleichmäßiger Ausatmung hörbar schwankend wird. Wird im Verhältnis länger aus- als eingeatmet, so tritt eine beruhigende Wirkung ein.

Diese Übung sollte etwa drei bis fünf Minuten lang (nach einiger Übungspraxis auch länger) durchgeführt werden und von einer Phase des Nachfühlens abgelöst werden.

Atmen im gleichmäßigen Rhythmus – Sama Vritti Pranayama

In der nächsten Stufe wird der natürliche Atemrhythmus, der bis jetzt nur beobachtet wurde, bewusst, aber behutsam verändert. Dazu nehmen Sie wieder eine aufrechte Sitzhaltung ein und atmen in bekannter, yogischer Art gleichmäßig ein und aus. Neu ist, dass dies nun in einem bestimmten Rhythmus stattfindet, den Sie in Gedanken mitzählen.

Ziel der Übung ist eine sanfte, schrittweise Verlängerung des Atemzyklus. Beginnen Sie zum Beispiel damit, beim Ein- und Ausatmen jeweils bis fünf zu zählen und den Luftstrom dabei möglichst gleichmäßig zu halten. Dabei sollte nie das Gefühl aufkommen, dass Sie zu wenig Luft bekommen. Wenn es sich für Sie gut anfühlt, verlängern Sie das Zählen bis sechs, dann bis sieben und so weiter.

Die Übungsdauer sollte etwa zehn Minuten sein, danach entspannen Sie sich in der Rückenlage. Die gleich langen Ein- und Ausatemzüge bewirken eine Harmonisierung im Körper. Sie lernen, Ihren Atem bewusst zu kontrollieren, und werden merken, dass das Vertiefen der Ausatmung Sie energiegeladener macht.

Die Hauptübungen des Pranayama

Die Grundlage für die Hauptübungen wird auf der Ebene der Reinigung und der Vorbereitung des Atemsystems gelegt. Hier wird der Atem sanft verlangsamt und das Atemsystem an Phasen des Luftanhaltens gewöhnt. Die Atemhilfsmuskulatur wird gestärkt, allmählich entsteht eine verfeinerte Wahrnehmung in Bezug auf das Prana und die Atembewegung.

Zielsetzung in Bezug auf Prana ist die Erhöhung, Balancierung und Lenkung des Prana und das Reinigen der Energiebahnen. Die Übungen dürfen ausschließlich unter Anleitung eines Lehrers erlernt werden. Von Selbststudium ohne fachkundige Begleitung ist dringend abzuraten.

Die Reinigungsatmung – Kapalabhati

Phasen mit kurzen Atemstößen in schnellem Rhythmus durch kräftiges Zusammenziehen und Lockerlassen der Bauchdecke wechseln sich mit Phasen des Luftanhaltens ab und bewirken Klarheit und Wachheit sowie eine Reinigung des Atemsystems.

Die Wechselatmung – Nadi Shodhana

Wörtlich bedeutet Nadi Shodhana Reinigung der Energiekanäle (Nadis). Dazu nehmen die Finger der rechten Hand eine bestimmte Haltung (Vishnu Mudra) ein und verschließen abwechselnd das rechte und linke Nasenloch, sodass der Atem wechselseitig durch die Nase geleitet wird. Dazu können noch Phasen des Luftanhaltens mit vollen oder ausgeatmeten Lungen kommen und verschiedene Rhythmen ausgeführt werden. Die Wechselatmung kennt unendlich viele Variationen, ihr werden viele unterschiedliche Wirkungen zugeschrieben. In der Hauptsache geht es aber wie gesagt um die Reinigung der Nadis, der Energiebahnen. Mit dem Effekt, dass wir uns harmonischer und ausgeglichener fühlen und energiegeladener sind.

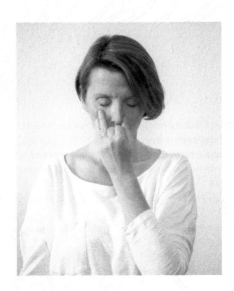

Die Wirkung von Pranayama

Pranayamas sind überaus mächtige Techniken, die das gesamte Wesen des Menschen zu beeinflussen vermögen. Sie üben durch Manipulation der Atembewegung direkten Einfluss auf die Lebensenergie und damit auf unseren Geist, auf Denken, Gefühle und Wahrnehmung aus.

Die Transformation des Prana zu spiritueller Energie verändert unmittelbar die geistige und psychische Ebene; unsere Erfahrung und Wahrnehmung werden verwandelt, die Einstellung zu vielen Dingen verändert sich, man erfährt ein deutliches Ansteigen des Energieniveaus, und gleichzeitig fühlt man sich zentriert und fest in seiner Mitte ruhend.

Eine neue Ebene der Wahrnehmung beginnt sich zu öffnen – die Intuition wird geweckt und wir wissen Dinge, die uns niemand gesagt hat, erkennen Zusammenhänge, ohne sie beschreiben zu können, und fühlen Dinge, die man eigentlich gar nicht fühlen kann …

Literatur

Goyal R, Lata H, Walia L, Narula MK (2014) Effect of pranayama on rate pressure product in mild hypertensives. International journal of applied & basic medical research 4 (2):67–71. DOI: 10.4103/2229-516X.136776

Karthik PS, Chandrasekhar M, Ambareesha K, Nikhil C (2014) Effect of pranayama and suryanamaskar on pulmonary functions in medical students. Journal of clinical and diagnostic research JCDR 8 (12):BC04-6. DOI: 10.7860/JCDR/2014/10281.5344

Sengupta P (2012) Health Impacts of Yoga and Pranayama: A State-of-the-Art Review. Int J Prev Med 3 (7): 444–458

Patanjali (2006) Das Yogasutra. Von der Erkenntnis zur Befreiung. Theseus, München und Zürich

Iyengar BKS (2012) Licht auf Pranayama. O. W. Barth, München

Nathschläger AP (2007) Yoga für den Alltag. Praktische Hilfe im täglichen Leben. YogaVision, Dechantskirchen

Feuerstein G (2008) Die Yoga Tradition. Yoga Verlag, Wiggensbach

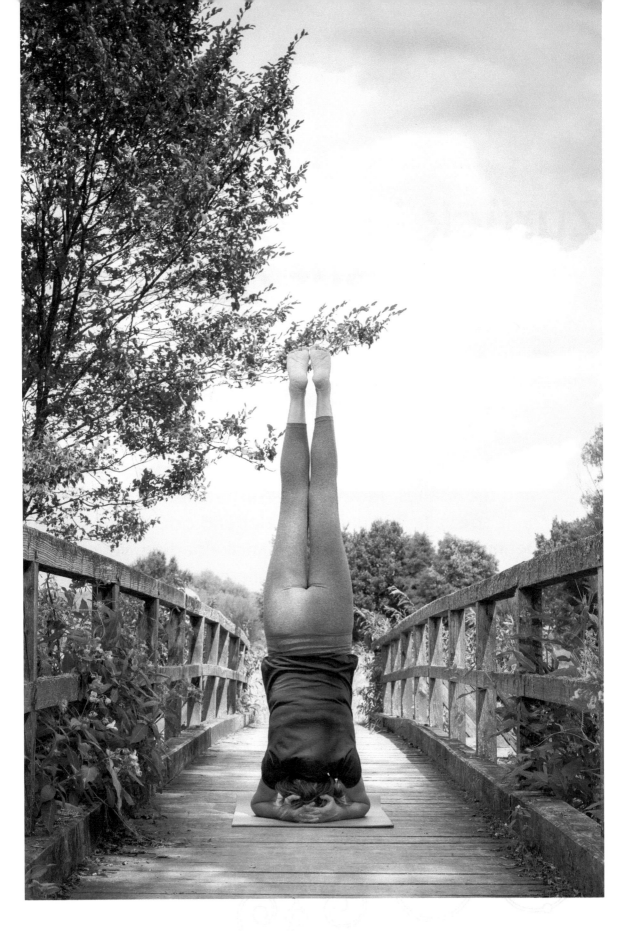

Zurück ins Leben – auf der Matte

Herzstück der Yogapraxis von „Yoga zurück ins Leben"
sind die Asanas. Jede dieser Körperhaltungen hat ihre
ganz spezielle Wirkung. Ob belebend oder beruhigend,
Dehnung oder Kräftigung von Muskelpartien, vegetatives
Nervensystem oder Geist stimulierend. Immer ist die
Wirkung auf den ganzen Menschen das Ziel. Wie überall
gilt auch hier: Je öfter und je intensiver die Praxis ausgeübt wird, desto deutlicher wird sich die Veränderung
bemerkbar machen, die sie bewirkt.

Natürlich werden manche sagen, Yoga kann man nicht aus Büchern lernen. Und das mag für den klassischen Yoga durchaus zutreffen. Doch die Vielzahl an Yogastilen, die sich aus der indischen Tradition heraus entwickelt haben, zeigt uns deutlich, dass es viele verschiedene Zugänge und Annäherungen an die Praxis gibt. Jeder dieser Yogastile hat seine Berechtigung und findet seine Anhängerschaft. Oftmals wird der Begriff „Yoga" in unserer Gesellschaft mit einer Art Lifestyle gleichgesetzt, bei der Bewegung zwar eine wichtige Rolle spielt, aber längst nicht alles ist.

„Yoga zurück ins Leben" hat ein besonderes Anliegen, nämlich Menschen mit einer Krebserkrankung bei ihrem Weg zurück in ein gesundes Leben zu unterstützen. Darauf sind die folgenden Übungen ausgerichtet. Anders als in „normalen" Sportarten geht es beim Yoga nicht um Leistung im Vergleich mit anderen, sondern bestenfalls im Vergleich mit sich selbst. Konkurrenz hat hier keinen Platz. Es geht auch nicht um Richtig oder Falsch. Sondern darum, sich besser zu fühlen. Das ist das Maß, an dem die nun folgenden Übungen gemessen werden.

Ganz bewusst sind auf den Bildern keine yogischen Positionen in allerhöchster akrobatischer Perfektion zu sehen. Auch keine perfekten Körper von schönen, jungen Menschen, sondern die Autorin des Buches, die Asanas so vorzeigt, wie es ihre physischen Möglichkeiten erlauben.
Je nach ihrer Wirkung sind die Asanas auf den folgenden Seiten in drei Gruppen mit unterschiedlichen Zielsetzungen unterteilt: **Aktivierung – Kräftigung – Stabilisierung**. In den Anleitungen zu einzelnen Asanas sind Hinweise zu Variationen oder Hilfsmitteln zu finden, mit denen die Übungen an individuelle Gegebenheiten angepasst werden können.

Für den Anfang gilt es erst einmal herauszufinden, was am besten passt. Zum eigenen Körper, der Tagesverfassung, dem eigenen Weg. Probieren Sie die verschiedenen Übungen aus, finden Sie Ihre liebste Variation zu jeder einzelnen. Sie werden Ihre persönlichen Verwöhn- und Wohlfühl-Asanas finden, Ihre Plagegeister und Schweinehund-Herausforderer, Energie-Booster und Ihre Erdung.
Versuchen Sie, Yoga zu einem Teil Ihres Lebens zu machen, in den Alltag zu integrieren als Ihr kleines Highlight des Tages. Stellen Sie sich aus einigen der folgenden Asanas Ihre kurze Übungsreihe zusammen und versuchen Sie, so oft zu üben, wie es Ihnen guttut. Nach Lust und Laune können Sie neue Asanas einfügen, andere weglassen, damit Abwechslung und Weiterentwicklung nicht zu kurz kommen. Wählen Sie Asanas aus allen Gruppen, entsprechend der jeweiligen Verfassung, legen Sie danach den Schwerpunkt in der Auswahl. Schnell werden Sie Ihre Lieblings-Asanas gefunden haben.

Seien Sie sanft zu sich, zu Ihrem Körper!
Bewegen Sie sich nicht gegen den Widerstand eines Schmerzes.
Zwingen Sie sich nicht in extreme Verrenkungen, die Sie nicht gewöhnt sind.

In Ihre Yogasessions können Sie aber immer wieder einmal auch Asanas einschließen, die Sie weniger gern mögen.

Sie fordern Sie heraus und bieten Ihnen die Chance zur Weiterentwicklung. Doch gilt auch hier das Yogaprinzip Ahimsa – die Gewaltfreiheit. Zwingen Sie sich nicht dazu, nur deshalb Ihre Komfortzone zu verlassen, weil Sie denken, das muss so sein, Sie müssen das schaffen, sondern lassen Sie sich von der Neugier leiten, was Sie dort erwartet!

Bevor Sie mit den Asanas beginnen, wärmen Sie sich auf, indem Sie lockere Bewegungen mit möglichst allen Teilen Ihres Körpers ausführen. Versuchen Sie, der Reihe nach jedes Gelenk in alle Richtungen durchzubewegen, zu dehnen, wo Sie sich steif fühlen, und kalte Hände oder Füße so lange zu bewegen, bis sie gut warm sind. Wenn Sie damit fertig sind, nehmen Sie wenige für Minuten eine Meditationshaltung ein, sammeln und fokussieren Sie sich auf die Yogapraxis. Dann wird sie auch gut gelingen.
Nach Abschluss der Asanas begeben Sie sich in die Entspannungshaltung und genießen Sie das angenehme Körpergefühl, das Sie kraft der Übungen durchströmt.

Das Gute ist, es gibt keine wirklichen Hindernisse, die Sie von „Ihrem Yoga" abhalten könnten. Ausrüstung, Platz, Zeit, körperliche oder seelische Verfassung? Eigentlich alles kein Thema. Nicht einmal eine eigene Yogamatte ist unbedingt notwendig. Manche Übungen können auch auf einem Teppich ausgeführt werden. Allerdings ist eine rutschfeste Unterlage bei den meisten Übungen nicht nur praktisch, sondern auch sicherer.
Die eigene Yogamatte hat zusätzlich den Vorteil, dass Sie sie als Ihre „Wohlfühloase" überall hin mitnehmen können und sich die gute Yogalaune fast von selbst einstellt, sobald die Matte aufgerollt ist.

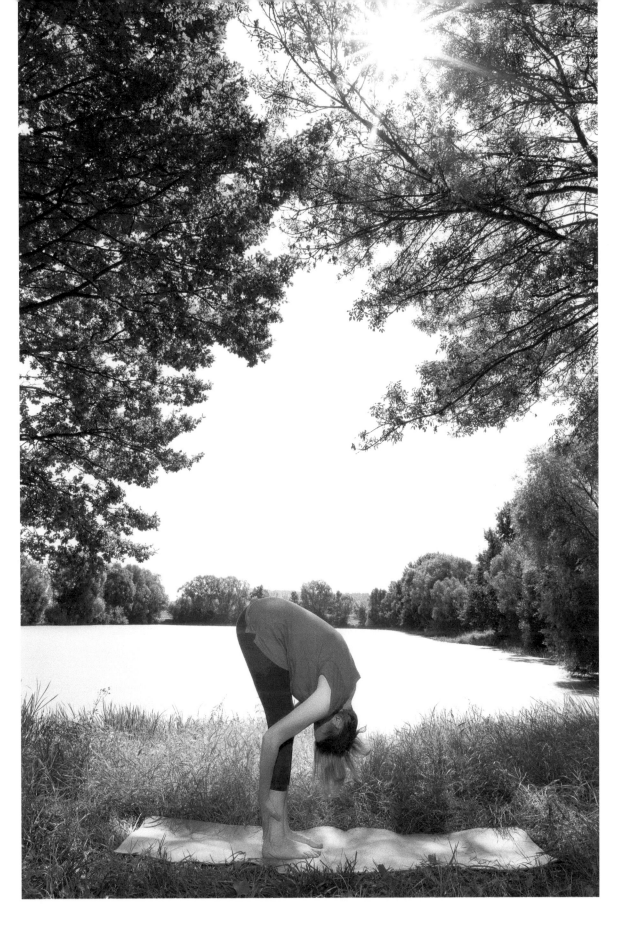

Raus aus der Komfortzone!
Aber sanft …

Etwas soll anders werden. Doch dafür, dass sich etwas verändert, muss etwas getan werden. Also sind Kraft und Energie notwendig. Aber ehrlich gesagt ist es genau das, was fehlt!

Aktivierende Wirkung auf Körper und Geist zeichnet die Asanas dieser Gruppe aus. Das Einnehmen der Position bringt den Körper in eine nicht alltägliche Situation. Das kann die Perspektive verändern. Wenn Sie es zulassen! Muskelpartien werden gedehnt, dadurch Verspannungen gemildert oder gar gelöst. Es wird wieder mehr Beweglichkeit möglich, Sie werden wieder flexibler, geschmeidiger. Diese Asanas erfordern keine große körperliche Anstrengung, ihre Intensität in der Ausführung kann den Bedürfnissen angepasst werden. Je länger und je intensiver eine Stellung gehalten wird, desto stärker wirkt sie auch kräftigend.

Am Beginn der Übungsreihe steht die innere Sammlung. Fokussieren Sie sich auf das, was Sie tun möchten: Yoga. Gedanken an Dinge, die noch zu erledigen sind, Sorgen und andere Turbulenzen im Kopf müssen erst einmal warten. Konzentration auf den Atem kann hier gute Dienste leisten.
Bei allen Übungen soll der Atem ruhig und gleichmäßig durch den Körper strömen.
Frei und ohne Widerstand – etwa im Kehlkopf, wo er bei angestrengter Atmung zu spüren sein kann.

Fokussieren bedeutet auch, darauf zu achten, wie sich der Atem während der Übungen verändert, und infolgedessen die Veränderungen im Körper wahrzunehmen, die durch die Übungen ausgelöst werden. Gibt es Widerstände? Schmerzt etwas? Beginnen Sie zu zittern? Breitet sich Wohlgefühl aus? Empfindungen im Körper sollen beobachtet werden, nicht aber beurteilt oder kommentiert. So werden die Übungen zur eigentlichen Yogapraxis. Und ja, das hat auch etwas mit Achtsamkeit zu tun.

Im Leben jedes Menschen gibt es bessere und schlechtere Tage. Dann gibt es leider auch die wirklich gar nicht guten Tage, wie wir sie während und nach einer schweren Krankheit leider oft erleben.

Die aktivierenden Asanas sind besonders für solche Tage gedacht, weil es vielleicht nicht ganz so viel Überwindung dafür braucht, sie auszuführen.

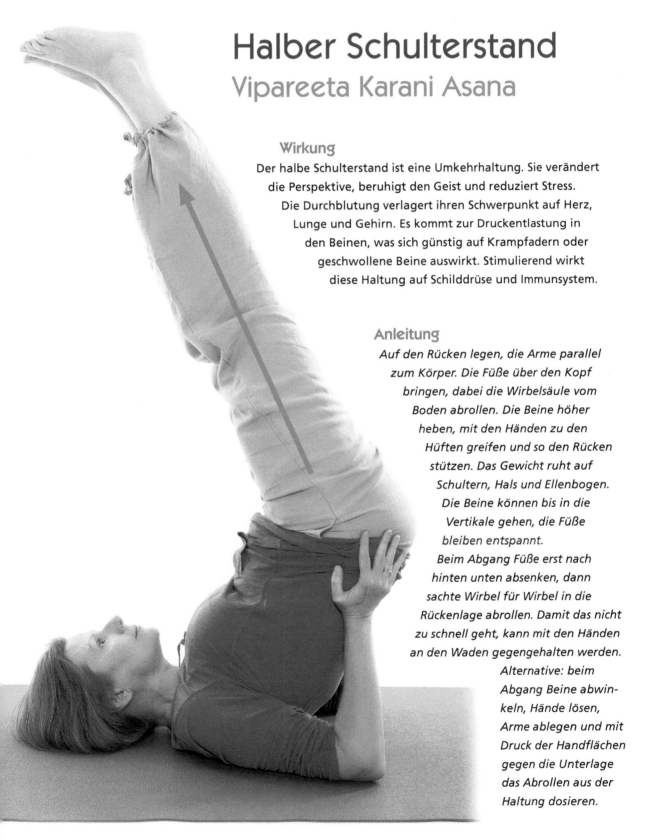

Halber Schulterstand
Vipareeta Karani Asana

Wirkung

Der halbe Schulterstand ist eine Umkehrhaltung. Sie verändert die Perspektive, beruhigt den Geist und reduziert Stress. Die Durchblutung verlagert ihren Schwerpunkt auf Herz, Lunge und Gehirn. Es kommt zur Druckentlastung in den Beinen, was sich günstig auf Krampfadern oder geschwollene Beine auswirkt. Stimulierend wirkt diese Haltung auf Schilddrüse und Immunsystem.

Anleitung

Auf den Rücken legen, die Arme parallel zum Körper. Die Füße über den Kopf bringen, dabei die Wirbelsäule vom Boden abrollen. Die Beine höher heben, mit den Händen zu den Hüften greifen und so den Rücken stützen. Das Gewicht ruht auf Schultern, Hals und Ellenbogen. Die Beine können bis in die Vertikale gehen, die Füße bleiben entspannt.

Beim Abgang Füße erst nach hinten unten absenken, dann sachte Wirbel für Wirbel in die Rückenlage abrollen. Damit das nicht zu schnell geht, kann mit den Händen an den Waden gegengehalten werden.

Alternative: beim Abgang Beine abwinkeln, Hände lösen, Arme ablegen und mit Druck der Handflächen gegen die Unterlage das Abrollen aus der Haltung dosieren.

Wichtig: Den Hals nicht knicken – Kinn von der Brust wegdrücken!

Kraftpfeil
Beine streben nach oben.

Fokus
Ruhige, gleichmäßige Atmung

Atmung
Beobachten Sie den Atem in der sanften Bauchbewegung.

Intensität
Zu Beginn nur wenige Sekunden in der Haltung bleiben. Auf einige Minuten steigern.
Jede Übungsreihe sollte eine Umkehrhaltung beinhalten!
Der halbe Schulterstand ist ideal.

Abwandlung
Unterstützung durch Kissen oder zusammengerollte
Decke im Kreuz.
Eine wunderbar entspannende Variante ist
die Rückenlage mit senkrecht gegen die Wand
gelehnten Beinen (siehe im „stabilisierenden"
Übungsteil)

Ärztlicher Rat
Vorsicht bei Problemen in der Halswirbelsäule, bei
Bluthochdruck oder grünem Star. Nicht ausführen mit
vollem Magen, bei Aszites (Wasseransammlung im
Bauch) oder während der Menstruation.

Kombination
Fisch

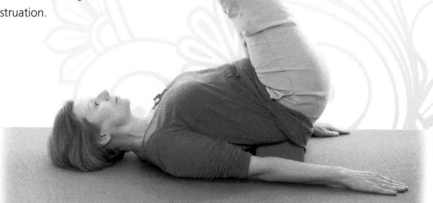
Gestützter halber Schulterstand mit Yogablock unter dem Kreuzbein

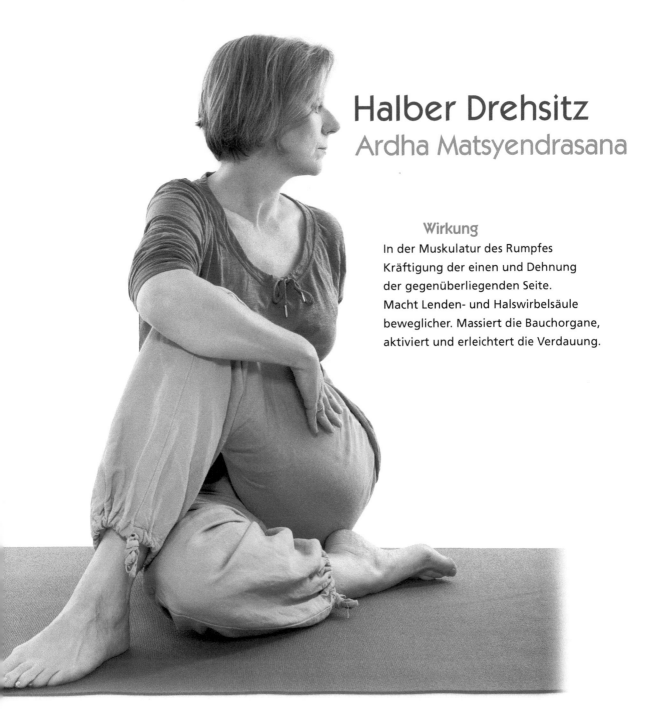

Halber Drehsitz
Ardha Matsyendrasana

Wirkung

In der Muskulatur des Rumpfes Kräftigung der einen und Dehnung der gegenüberliegenden Seite. Macht Lenden- und Halswirbelsäule beweglicher. Massiert die Bauchorgane, aktiviert und erleichtert die Verdauung.

Anleitung

Mit ausgestreckten Beinen sitzen, das rechte Bein unterschlagen, sodass die Ferse neben dem Po zu liegen kommt (Variante mit gestrecktem Bein ist ebenso möglich), das linke Bein überschlagen und den linken Fuß neben dem rechten Oberschenkel abstellen. Der Oberkörper dreht nach links, der rechte Arm umfasst das linke Knie, der linke Arm stützt nach hinten ab. Dabei wird die Hand möglichst nahe beim Steißbein positioniert.

Kopf und Rumpf drehen weiter nach links, der Blick geht über die linke Schulter.

Zur anderen Seite gegengleich durchführen.

Tipp: Ein Yogablock oder ein flaches, festes Sitzkissen unter dem Po kann das Aufrechthalten der Wirbelsäule erleichtern.

Kraftpfeil

Spirale nach oben

Fokus

Konzentration auf die korrekte Durchführung der Haltung.

Die schraubenartige Bewegung nach oben immer wieder überprüfen und korrigieren.

Wichtig

Die Drehbewegung soll vor allem von den Armen ausgeführt werden. Dazu schiebt bzw. drückt der hintere Arm in die Drehung und hält den Rumpf aufrecht. Der vordere Arm dient als Hebel, der die Schulter dreht bzw. zieht. Die Schultern sollten möglichst horizontal in einer Ebene sein. Beide Sitzhöcker bleiben auf dem Boden. Das Becken bleibt nach vorn gerichtet, wird nicht mitgedreht.

Das Kinn nicht absinken lassen und die Wirbelsäule aufrichten.

Atmung

Durch die starke Drehung des Rumpfes sind die Bewegungsmöglichkeiten von Bauch und Brustkorb eingeschränkt. Versuchen Sie dennoch, eine ruhige und gleichmäßige Atmung aufrechtzuerhalten.

Beim Einatmen den Rumpf strecken, beim Ausatmen die Drehung verstärken.

Intensität

In der Position eine möglichst gute Spannung halten, die Haltung laufend kontrollieren und gegebenenfalls verbessern. Wie intensiv Sie die Übung gestalten, entscheiden Sie nach Lust und Laune. Wenn die Anstrengung zu groß wird, als dass die Position gut zu halten wäre, beenden. Unbedingt nach beiden Seiten drehen!

Abwandlung

Das untere Bein kann auch ausgestreckt bleiben.

Der vordere Arm kann je nach Beweglichkeit des Rumpfes auch vor das Bein gebracht werden, sodass das Knie gegen den hinteren Oberarm drückt. Die Hand kann entweder nach oben gerichtet sein oder sie umfasst den Knöchel. Wenn Sie mit dem Sitzen auf dem Boden weniger gut zurechtkommen, können Sie die Übung auch auf einem Stuhl ausführen, indem Sie mit einem Arm, den Sie vor dem Rumpf an die gegenüberliegende Seite führen, die Rückenlehne fassen und den Oberkörper in die Drehung ziehen. Das ist auch eine tolle Entspannungsübung für zwischendurch, wenn man lange am Schreibtisch sitzt!

Ärztlicher Rat

Vorsicht bei Magengeschwür, Zwerchfellbruch und Bandscheibenvorfall

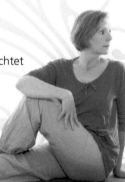

Zange
Paschimottanasana

Wirkung

Dehnt die Rückseite der Oberschenkelmuskulatur, der sogenannten Hamstrings, und die untere Rückenmuskulatur. Fördert die Beweglichkeit im Hüftgelenk, massiert die Bauch- und Beckenorgane. Kräftigt die Hüftbeuger.

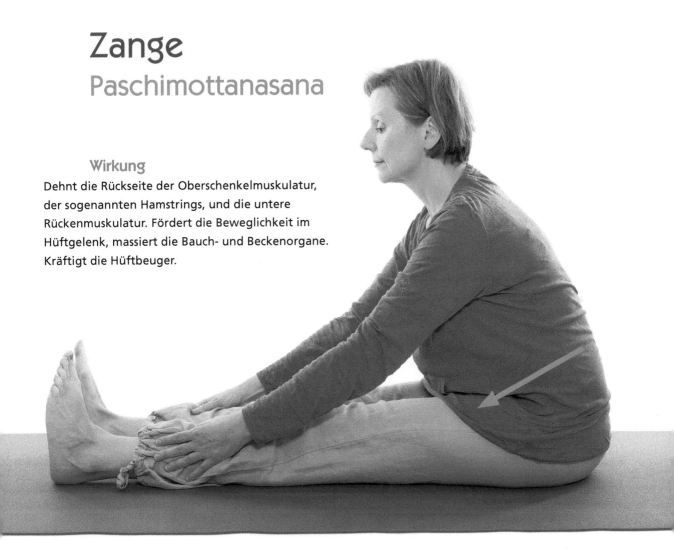

Anleitung

Sitzen im Langsitz, mit aufgerichtetem Rücken und Scheitel als höchstem Punkt. Dann den Oberkörper mit geradem Rücken vorbeugen (um die optimale Beugung im Hüftgelenk zu erzielen). Die Arme greifen nach vorn zu Schienbeinen, Knöcheln oder Zehen (je nachdem, wie flexibel Sie sind), umfassen diese und ziehen den Oberkörper noch näher zu den Oberschenkeln.

Kraftpfeil

Lendenwirbelsäule zieht in Richtung Oberschenkel.

Fokus

Dosieren Sie die Dehnung so, dass Sie die Position lange halten können.

Wichtig

Der Blick ist gegen Zehen oder Schienbein gerichtet, damit der Kopf in Verlängerung der Wirbelsäule gerade bleibt. Die Füße sind rechtwinkelig aufgestellt, dadurch verstärkt sich die Dehnung an der Körperrückseite. Vermeiden Sie es, die Schultern hochzuziehen und den Kopf in den Nacken zu stützen.

Atmung

Ruhige, gleichmäßige Atmung. Um die Übung zu intensivieren, können Sie gelegentlich beim Einatmen den Rücken eine Spur gerader machen und sich beim Ausatmen etwas tiefer in die Haltung sinken lassen.

Intensität

Die Zange ist eine Übung, die so lange wie möglich gehalten werden soll. Finden Sie das richtige Gleichgewicht zwischen Spannung und Entspannung.

Wenn Sie die Übung regelmäßig praktizieren, werden Sie mit der Zeit den Effekt der Dehnung bemerken, indem Sie immer näher an Ihre Oberschenkel herankommen.

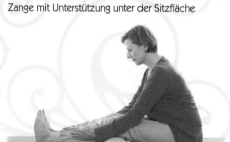

Zange mit Unterstützung unter der Sitzfläche

Tipp

Wenn Sie die Schwerkraft für die Hüftbeugung nützen möchten, legen Sie sich eine gefaltete Decke unter den Po. Auch das Unterlegen eines gerollten Handtuchs unter die Kniekehlen kann die Übung erleichtern, wenn das Sitzen mit gestreckten Beinen sehr unangenehm ist. Eine andere Hilfsmöglichkeit ist die Verwendung eines Bandes, welches in beide Hände genommen und um die Fußsohlen gelegt wird.

Variante, wenn die Dehnung der hinteren Oberschenkel unangenehm ist

Kontraindikation

Die Zange ist keine geeignete Übung für Menschen, die einen Bandscheibenvorfall im Bereich der Lendenwirbelsäule haben oder hatten.

Kombination

Stock = Langsitz

Als Gegenbewegung (Ausgleich)

Fisch

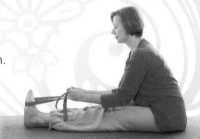

Mithilfe eines Bandes können Sie sich sanft in die Stellung ziehen

Reiter
Ashwa Sanchalanasana

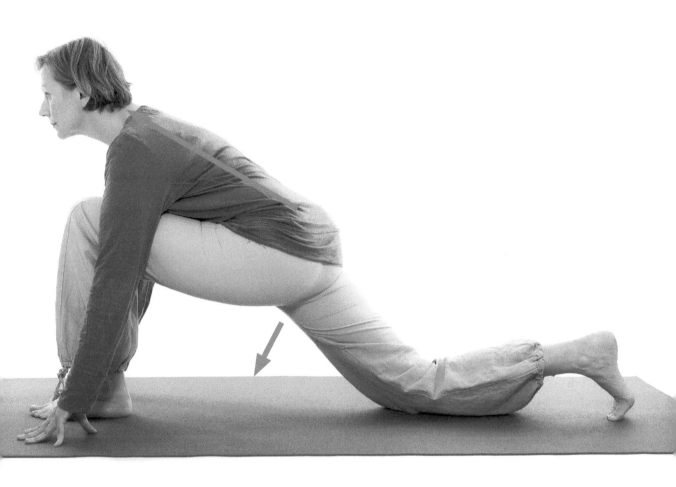

Wirkung
Streckung im Hüftbeuger und Dehnung der Hamstrings auf der Gegenseite

Anleitung
Machen Sie einen großen Ausfallschritt nach hinten.
Das vordere Bein wird gebeugt, das hintere Knie abgelegt.
Die Hände werden rechts und links des aufgestellten Beines schulterbreit abgestellt,
sodass Finger und Zehenspitzen in einer Linie sind.

Kraftpfeile

Der Kopf streckt sich in Verlängerung der Wirbelsäule nach vorn/oben, der Blick ist geradeaus gerichtet.

Fokus

Zwischen den Augen

Achtung

Das vordere Knie soll nicht über die Zehenspitzen hinausragen. Damit stellen Sie sicher, dass die Wade senkrecht steht und weder Knie noch Achillessehne übermäßig belastet werden. Halten Sie den Rücken gerade (keinen Rundrücken machen, nicht ins Genick fallen). Schultern nicht hochziehen.

Atmung

Ruhig und gleichmäßig

Intensität

Verstärkte Hüftdehnung macht die Übung intensiver. Dazu senken Sie das Becken vertikal ab – das Knie bewegt sich nur leicht nach vorn.

Abwandlung bei Einschränkungen

Nach einer OP an der Brust oder in der Achselhöhle, wenn der Kontakt von Rumpf und Oberschenkel unangenehm ist, können Sie als Variante beide Hände innerhalb des aufgestellten Beines positionieren. Dann berühren sich vielleicht Knie und Schulter. Diese Position wird Eidechse genannt.

Tipp

Können Sie bei der Auflage der Brust auf den Oberschenkel keine angenehme Haltung einnehmen, versuchen Sie es einmal mit einer Unterstützung der Hände durch Hilfsmittel wie Klötzchen oder Bücher. Bei Schmerzen im abgelegten Knie kann das Unterlegen einer gefalteten Decke Abhilfe schaffen.

Kombination

Hund

Der abwärts schauende Hund
Adho Mukha Svadasana oder Parvatasana

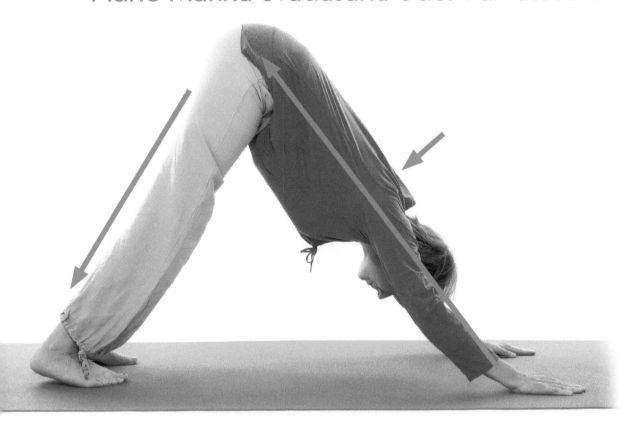

Wirkung

Stärkt die Muskulatur der Körperrückseite, fördert die Durchblutung des Rückens, ganz besonders zwischen den Schulterblättern.

Anleitung

Gehen Sie in die Bankstellung (Vierfüßlerposition), die Handflächen liegen in einer Linie mit den Schultern fest auf dem Boden. Heben Sie Ihr Gesäß und strecken Sie langsam die Knie. Schieben Sie mit den Armen den gerade gehaltenen Rumpf nach schräg-oben-hinten, sodass der Steiß gedanklich Ihr höchster Punkt wird. Der Blick richtet sich auf die Zehen und Sie beobachten, wie sich die Fersen langsam Richtung Boden senken. Die Schultern drücken leicht schräg in Richtung Boden.

Beim Ausatmen die Position vertiefen, beim Einatmen Position halten und den Brustkorb nach vorn und zur Seite weiten.

Kraftpfeile

Von den Händen Richtung Steiß

Fokus

Streckung in Rücken und Beinen

Wichtig

Halten Sie den Beckengürtel locker.

Atmung

Versuchen Sie, länger aus- als einzuatmen. Nach dem langsamen Ausatmen können Sie auch ein wenig die Luft anhalten, wenn es für Sie nicht unangenehm ist.

Intensität

Die Dehnung der Beinmuskeln kann durch Absenken der Fersen intensiviert werden.

Kontraindikation

Achillessehnenbeschwerden, Reflux, hoher Blutdruck, Glaukom (grüner Star). Übung nicht mit vollem Bauch ausführen!

Kombination

Reiter

Vorwärtsbeuge/Hand-Fußstellung
Uttanasana oder Padmahastasana

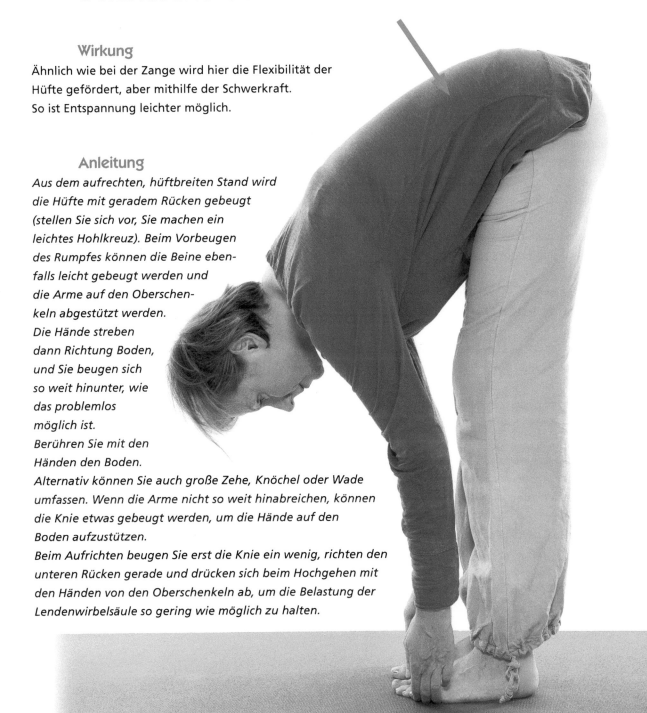

Wirkung

Ähnlich wie bei der Zange wird hier die Flexibilität der Hüfte gefördert, aber mithilfe der Schwerkraft. So ist Entspannung leichter möglich.

Anleitung

Aus dem aufrechten, hüftbreiten Stand wird die Hüfte mit geradem Rücken gebeugt (stellen Sie sich vor, Sie machen ein leichtes Hohlkreuz). Beim Vorbeugen des Rumpfes können die Beine ebenfalls leicht gebeugt werden und die Arme auf den Oberschenkeln abgestützt werden.
Die Hände streben dann Richtung Boden, und Sie beugen sich so weit hinunter, wie das problemlos möglich ist.
Berühren Sie mit den Händen den Boden.
Alternativ können Sie auch große Zehe, Knöchel oder Wade umfassen. Wenn die Arme nicht so weit hinabreichen, können die Knie etwas gebeugt werden, um die Hände auf den Boden aufzustützen.
Beim Aufrichten beugen Sie erst die Knie ein wenig, richten den unteren Rücken gerade und drücken sich beim Hochgehen mit den Händen von den Oberschenkeln ab, um die Belastung der Lendenwirbelsäule so gering wie möglich zu halten.

Kraftpfeil

In der Haltung nach unten/hinten

Fokus

Dehnung der Beinrückseiten oder bei guter Beweglichkeit im oberen Bauch

Wichtig

Achten Sie darauf, das Gewicht stärker auf den Fußballen als auf den Fersen zu spüren und die Knie nicht nach hinten durchzudrücken, also zu überstrecken.

Atmung

Nicht vergessen zu atmen! Bauchatmung ist in dieser Haltung nur schwer möglich. Stellen Sie sich daher beim Einatmen vor, dass Sie Ihren Brustkorb nach hinten öffnen.

Intensität

Die Dehnung der rückseitigen Beinmuskulatur kann sanft durch Strecken der Knie verstärkt werden. Oder Sie können den Rumpf durch den Zug der Arme an die Beine heranziehen.

Tipp

Wenn Sie mit gestreckten Beinen stehen wollen, aber die Hände nicht bequem bis zum Boden kommen, legen Sie einen Yogablock unter und stützen sich darauf.

Ärztlicher Rat

Bei Bandscheibenvorfall, starker Osteoporose oder mit vollem Magen sollten Sie die Vorwärtsbeuge nicht machen. Vorsicht ist geboten bei hohem Blutdruck und grünem Star sowie bei Reflux.

Wenn Sie unter niedrigem Blutdruck leiden, achten Sie beim Aufrichten darauf, Schwindel zu vermeiden.

Kombination

Rückwärtsbeuge (Gegenbewegung)

Rückwärtsbeuge
Hasta Uttanasana

Wirkung

Dehnung der Nacken-, Schulter- und Armmuskulatur.
Mobilisierung von Nacken und Schulterblättern.

Anleitung

*Aufrechter Stand, die Füße hüftbreit auseinander. Das
Gewicht verteilt sich gleichmäßig auf Ballen, Ferse und die
Außenkante der Füße. Strecken Sie die Knie und richten
Sie das Becken auf (Bauchmuskeln anspannen und Steiß
ein wenig nach vorn „einrollen"). Heben Sie die Arme
über den Kopf und strecken Sie sie bis in die Finger.
Die Handflächen schauen nach innen.*

*Mit leicht angehobenem Kinn beugen Sie sich aus
der Brustwirbelsäule heraus etwas nach hinten. Aber
vermeiden Sie es, ein Hohlkreuz zu bilden. Die Arme
ziehen nach oben, der Kopf folgt und hebt sich
zwischen den Schultern, als würde er durch ein
Band am Scheitel hochgezogen werden.*

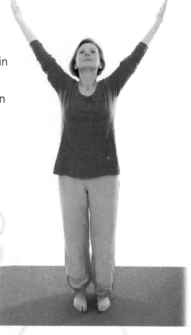

Kraftpfeil

Nach oben, leicht nach hinten

Fokus

Brustöffnung und das bei jeder Einatmung nach schräg oben strebende Brustbein

Wichtig

Halten Sie den Spannungsbogen auf der Körpervorderseite von den Zehen- bis in die Fingerspitzen. Der Kopf wird in den Nacken gelegt, die Knie werden nicht überstreckt. Die Lendenwirbelsäule behält ihre natürliche Krümmung und wird nicht zum Hohlkreuz.

Spannen Sie die Arme beim Einnehmen der Position nicht zu stark an, sondern konzentrieren Sie sich auf das Hochziehen.

Atmung

Durch die gestreckte Haltung und die Spannung in der Bauchmuskulatur ist die Bauchatmung erschwert. Genießen Sie stattdessen die verstärkte, kräftige Brustatmung und die Weitung des Brustkorbes nach vorn!

Intensität

Lässt sich durch längeres Halten und konzentriertes Hochziehen der Arme und des Kopfes steigern. Hören Sie auf den Atem: Wenn er zu flattern beginnt, ist es Zeit, die Position zu verlassen.

Abwandlung

Die Übung kann auch gut im Sitzen und aus dem Kniestand ausgeführt werden. Wenn die Arme nicht über den Kopf gehoben werden können, heben Sie sie, so weit es geht, seitlich hoch.

Tipp

Besonders schön ist die Übung frühmorgens!

Begrüßen Sie die Sonne, sie schickt uns Energie.

Ist einmal keine Sonne am Himmel zu sehen, schließen Sie die Augen und stellen Sie sich vor, wie die Sonne Sie wärmt. In dieser Haltung ist es praktisch unmöglich, schlechter Laune zu sein.

Sie schenkt uns Energie und positive Kraft!

Ärztlicher Rat

Bei Schwindelanfälligkeit die Übung besser im Sitzen ausführen.

Kombination

Vorwärtsbeuge

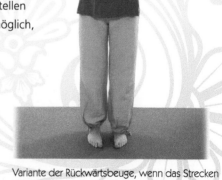

Variante der Rückwärtsbeuge, wenn das Strecken der Arme über den Kopf unangenehm ist

Dreieck
Trikonasana

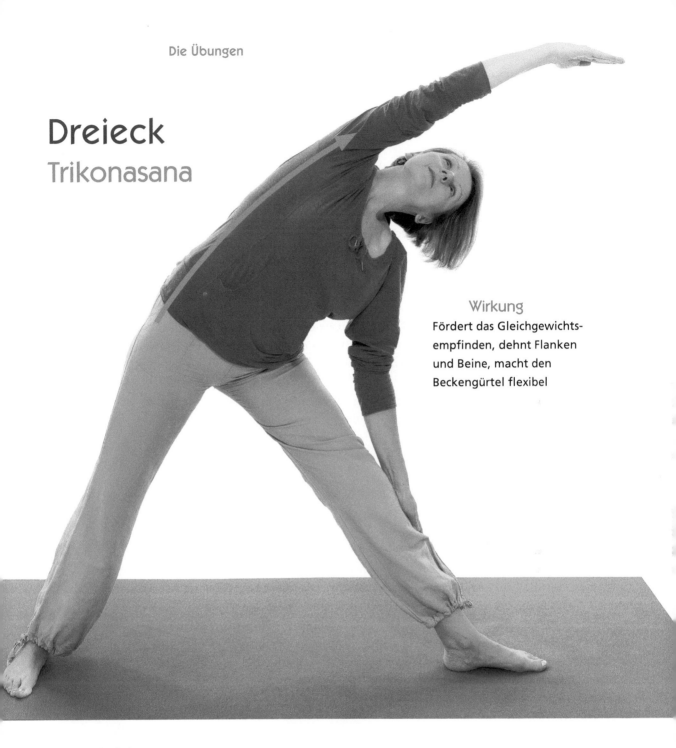

Wirkung
Fördert das Gleichgewichts-
empfinden, dehnt Flanken
und Beine, macht den
Beckengürtel flexibel

Anleitung
Grätsche mit einer Weite von etwa einer Beinlänge. Den rechten Fuß um etwa 90 Grad nach rechts drehen, den linken belassen oder ebenfalls leicht nach rechts drehen. Die Arme seitlich horizontal anheben und ausstrecken, sodann den Rumpf ausatmend nach rechts beugen. Mit der linken Hand auf dem linken Bein abstützen und den rechten Arm in der Ebene von Beinen und Rumpf über den Kopf hinausziehen. Die Handfläche weist nach unten.

Kraftpfeil

Spannungsbogen von der Fußaußenkante des hinteren Beines bis zu den Fingerspitzen des gestreckten Armes

Fokus

Aufmerksamkeit und Blick sind auf die gestreckte Hand gerichtet.

Wichtig

Wesentlich ist die Dehnung der Flanke, nicht das tiefe Hinunterbeugen. Der Oberkörper bleibt in einer Ebene mit den Beinen, er soll nicht vorgebeugt werden. Die Außenkante des rückwärtigen Fußes drückt in den Boden. Das vordere Bein ist im Knie gestreckt, aber nicht überstreckt. Das vordere Knie „in der Spur halten" und nicht nach innen einknicken. Hüfte, Kniescheibe und Fußmitte liegen auf einer Linie.

Versuchen Sie in dieser Haltung, die Hüften in die Ebene der beiden Beine zu drehen (also die geknickte Hüfte vorzuschieben), ohne dabei die Stellung des Knies zu ändern.

Atmung

Während des Ausatemzuges vertiefen Sie die Dehnung. Spannen Sie die Bauchmuskeln etwas an und atmen Sie in die Brust – spüren Sie dabei die seitliche Öffnung des Brustkorbes.

Intensität

Wird durch das Hinausziehen des Armes verstärkt.

Abwandlung

Die Flankendehnung kann auch im Sitzen auf einem Stuhl mit Armlehnen erzielt werden. Dazu den einen Arm abstützen (achten Sie darauf, dass die Schulter nicht hochgeschoben wird) und den anderen über den Kopf in die Beugung ziehen.

Anfänglich kann es sich ungewohnt anfühlen, den Arm über den Kopf zu ziehen. Dann können Sie eine sehr gute Variation des Dreiecks versuchen, bei der der Arm senkrecht angehoben und in Richtung Decke gestreckt wird. Sollte das Heben der Arme sehr unangenehm oder gar schmerzhaft sein, kann der obere Arm am Rumpf liegen bleiben. Die Seitbeugung wird dann gleich wie beim „normalen" Dreieck ausgeführt.

Tipp

Vor dem Verlassen der Position bringen Sie etwas Spannung in den Oberkörper und richten sich erst dann auf. Sie gehen nun umgekehrt aus der Haltung heraus, wie Sie hineingegangen sind. Dreiecksvarianten gibt es ganz viele! In einschlägigen Büchern, Zeitschriften oder im Internet finden Sie vielleicht andere, die Sie auch versuchen möchten.

Ärztlicher Rat

Achtung bei Meniskusproblemen!

Kombination

Held

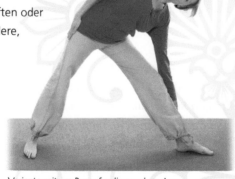

Variante mit am Rumpf anliegendem Arm

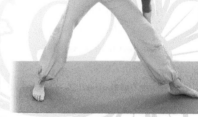

Dreieck mit Arm senkrecht nach oben

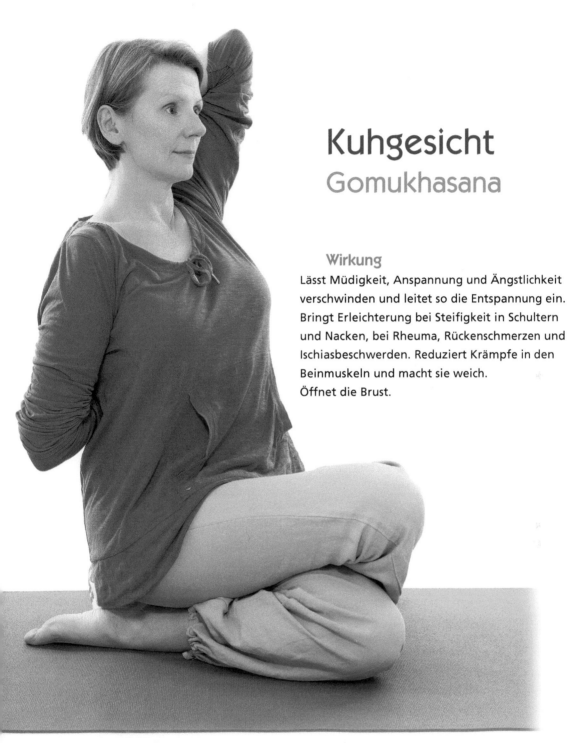

Kuhgesicht
Gomukhasana

Wirkung

Lässt Müdigkeit, Anspannung und Ängstlichkeit
verschwinden und leitet so die Entspannung ein.
Bringt Erleichterung bei Steifigkeit in Schultern
und Nacken, bei Rheuma, Rückenschmerzen und
Ischiasbeschwerden. Reduziert Krämpfe in den
Beinmuskeln und macht sie weich.
Öffnet die Brust.

Anleitung

*Im Sitzen das linke Bein einschlagen, das rechte darüber, sodass die Knie übereinander und die Füße
neben den Sitzbeinhöckern zu liegen kommen. Den rechten Arm erst zur Seite strecken, dann den
Handrücken an die Wirbelsäule möglichst hoch zwischen die Schulterblätter bringen.
Nun wird der linke Arm zur Decke gestreckt, gebeugt, und die rechte Hand versucht, die
Fingerspitzen der linken Hand zu erwischen, sodass sich die Finger ineinander verhaken können.*

Kraftpfeile

Aufrichtung des Körpers und Arme ziehen sich zueinander.

Achtung

Wirbelsäule, Nacken und Kopf sollen möglichst gerade und hoch aufgerichtet sein, also Vorbeugen vermeiden.

Atmung

Bewusst tief atmen und die Brust öffnen

Intensität

Die Position kann bis zu zwei Minuten gehalten werden. Wenn Sie allerdings bemerken, dass Spannungen auftreten, beenden Sie sie. Wechseln Sie die Armposition und führen Sie die Dehnung auch auf die Gegenseite durch.

Abwandlung

Wenn die Hände nicht zueinanderfinden, können Sie ein Band zu Hilfe nehmen, um entspannte Dehnung zu erzielen. Sowohl Arm- als auch Beinposition stellen jeweils eine gute Übung für sich dar.

Wenn Sie nur die Beinhaltung praktizieren möchten, legen Sie dabei die Hände auf das obere Knie.

Die Armhaltung allein kann z. B. auch im Stehen oder auf einem Stuhl sitzend eingenommen werden und ist eine tolle Entspannungsübung für zwischendurch bei sitzender Tätigkeit.

Tipp

Ein Sitzkissen kann die Beinposition erleichtern.

Ärztlicher Rat/Kontraindikation

Die Armhaltung ist nach größeren Operationen an der Brust oder in der Achselhöhle und bei Lymphödem im Arm ungeeignet. Problematisch ist sie ebenfalls bei Schulterbeschwerden wie Gelenksarthrose, Impingement oder Frozen Shoulder.

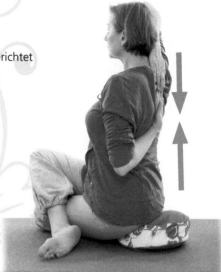

Die Finger verhaken sich und ziehen die Arme zueinander

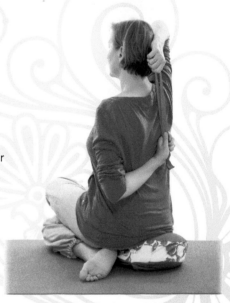

Mithilfe eines Bandes kann die Dehnung schrittweise verstärkt werden

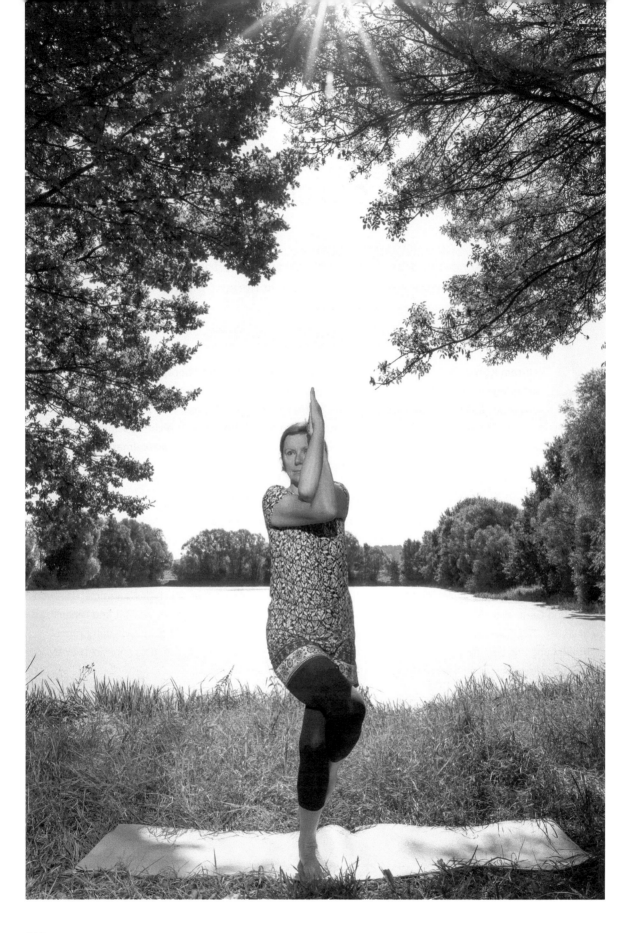

Lebenskraft durch Muskelkraft

Es klingt so simpel und doch beinahe wie eine paradoxe Intervention: Wenn Sie Ihren Körper gezielt ein klein wenig herausfordern, werden Sie Ihren Alltag viel leichter meistern!

An Ihrem Körper hat sich vieles verändert. Durch Krankheit und Therapien waren Sie oft gezwungen, deutlich kürzer zu treten, als Sie es gewohnt waren. Vielleicht hatten Sie keinen Appetit und Wassereinlagerungen im Körper. Der ganze Prozess war Schwerstarbeit für Ihren Körper, hat an ihm gezehrt, auch wenn es sich hoffentlich nicht so schlimm anfühlt. Doch selbst wenn Ihr Gewicht gleich geblieben ist, haben Sie mit Sicherheit an Muskelmasse eingebüßt und damit einiges an Kraft und Kondition verloren.

Mithilfe der folgenden Asanas werden einzelne Muskelgruppen gezielt gekräftigt, andere Körperpartien gedehnt. Diese Übungen vermitteln Stärke und das Gefühl, etwas geschafft zu haben. Bei einiger Konsequenz im Üben wird die Muskelkraft zusehends aufgebaut, sodass alltägliche körperliche Herausforderungen wieder leichterfallen werden.

Im Vergleich zum konventionellen Krafttraining ist es beim Yoga sehr viel einfacher, durch das Zusammenspiel von Körper und Geist, also auf der mentalen Ebene zu einem freudvollen Erleben der eigenen Vitalität und Lebenskraft zu gelangen. Das Geheimnis der mentalen Motivationstechnik im Yoga liegt nämlich in der bewussten Körperwahrnehmung und dem eigenen Wohlbefinden als Ziel der Übungen. Kein Wunder also, dass angesichts eines solcherart definierten Endpunkts sportlicher Wettkampf überhaupt kein Thema ist.

Die Asanas dieser Gruppe sollen möglichst mit entsprechender Vorbereitung ausgeführt werden. Idealerweise nach Aufwärmübungen und aktivierenden Asanas. Und besser im Laufe des Tages als unmittelbar nach dem Aufstehen, falls Ihr Blutdruck morgens etwas Zeit braucht, um in Schwung zu kommen.

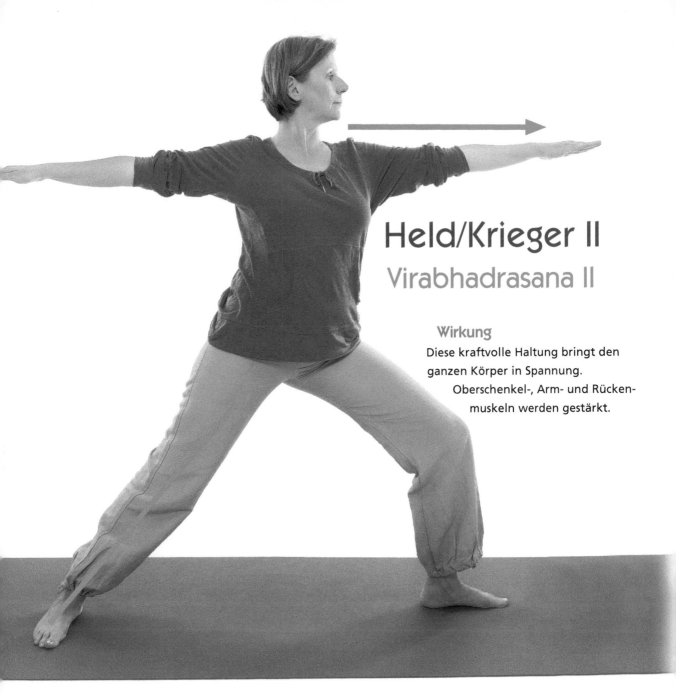

Held/Krieger II
Virabhadrasana II

Wirkung
Diese kraftvolle Haltung bringt den ganzen Körper in Spannung. Oberschenkel-, Arm- und Rücken- muskeln werden gestärkt.

Anleitung

Machen Sie aus dem aufrechten Stand mit geschlossenen Beinen einen großen Ausfallschritt nach schräg vorn und richten Sie Fußspitze und Blick in Schrittrichtung aus. Die beiden Füße sollen in einem Winkel von 60 bis 90° zueinander zu stehen kommen. Verlagern Sie das Gewicht durch Vorschieben von Becken und Knie in Richtung des vorderen Beines, bis das vordere Schienbein genau vertikal steht. Wenn Sie über das Knie Richtung Boden blicken, sehen Sie Ihre Zehen vor dem Knie hervorblitzen. Ist die zweite Zehe genau vor der Spitze der Kniescheibe, dann stehen Sie richtig und haben damit Kontrolle über Ihre Position, ohne in den Spiegel sehen zu müssen. Die Arme werden auf Schulterhöhe gestreckt und auf eine Ebene mit der Standlinie gebracht. Versuchen Sie auch das Becken möglichst in diese Ebene zu bringen. Der Scheitel zieht nach oben und hebt das Kinn ein ganz klein wenig an.

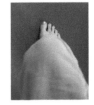

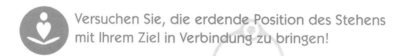

Versuchen Sie, die erdende Position des Stehens mit Ihrem Ziel in Verbindung zu bringen!

Kraftpfeile

Ziehen in Richtung vorderer Hand

Fokus

Der Blick ist auf die vordere Hand gerichtet, der Fokus darüber hinaus – auf Ihr Ziel!

Wichtig

Schultern absenken. Halten Sie die Spannung in Unterbauch und Becken. Richten Sie das Becken so weit auf, dass kein Hohlkreuz entsteht. Drehen Sie den Oberschenkel des hinteren, gestreckten Beines eher nach außen, sodass das Knie nicht einwärts gerichtet ist, wodurch es einer Rotationsbelastung ausgesetzt würde. Drücken Sie die Außenkanten des hinteren Fußes in die Matte und halten Sie den Oberkörper aufrecht, indem Sie vermeiden, sich nach vorn zu beugen.

Atmung

Ruhige, tiefe Atmung mit Betonung auf Brustöffnung (Brustbein strebt nach vorn/oben beim Einatmen)

Intensität

Halten Sie diese Position so lange wie möglich und führen Sie sie unbedingt nach beiden Seiten aus. Experimentieren Sie mit der Schrittweite und versuchen Sie, den Schritt so groß zu machen, dass Hand- und Fußgelenke vertikal übereinander ausgerichtet sind.

Abwandlung

Oberkörper in die Schrittrichtung drehen und die Arme gestreckt über den Kopf heben

Kombination

Dreieck

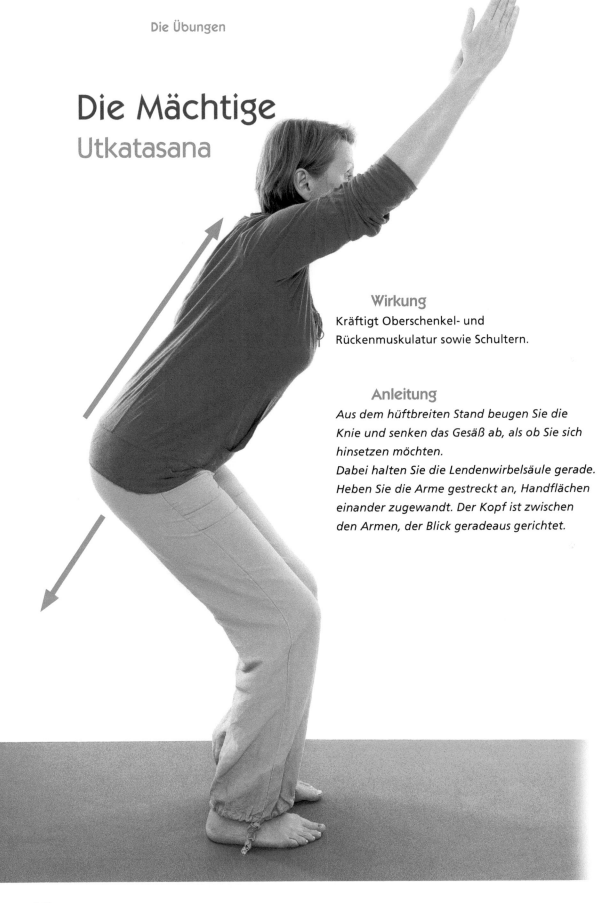

Die Mächtige
Utkatasana

Wirkung
Kräftigt Oberschenkel- und
Rückenmuskulatur sowie Schultern.

Anleitung
*Aus dem hüftbreiten Stand beugen Sie die
Knie und senken das Gesäß ab, als ob Sie sich
hinsetzen möchten.
Dabei halten Sie die Lendenwirbelsäule gerade.
Heben Sie die Arme gestreckt an, Handflächen
einander zugewandt. Der Kopf ist zwischen
den Armen, der Blick geradeaus gerichtet.*

Kraftpfeile

Streckung der Wirbelsäule

Fokus

Streckung

Wichtig

Spannung in der unteren Bauchmuskulatur.

Gerade Lendenwirbelsäule: weder Hohlkreuz noch Rundrücken.

Position der Knie: sollen nicht ausbrechen (weder X- noch O-Bein-Stellung) oder

zu weit nach vorn kommen. Das Kinn eine Spur anheben. Die Fersen bleiben auf der Matte.

Atmung

Tief und regelmäßig. Wenn der Atem unruhig wird, ist es an der Zeit, die Übung zu beenden.

Intensität

Halten Sie die Position so lange, wie Sie die Wirbelsäule aktiv strecken können.

Finden Sie Ihre ideale Position mit der Tiefe des Kniebeugens.

Abwandlung

Die Streckung der Wirbelsäule und Arme kann auch auf einem Stuhl sitzend ausgeführt werden.

Kombination

Vor- und Rückwärtsbeuge

Schulterbrücke/Zweibeiniger Tisch
Setu Bandha Sarvangasana/Dwi Pada Pitham

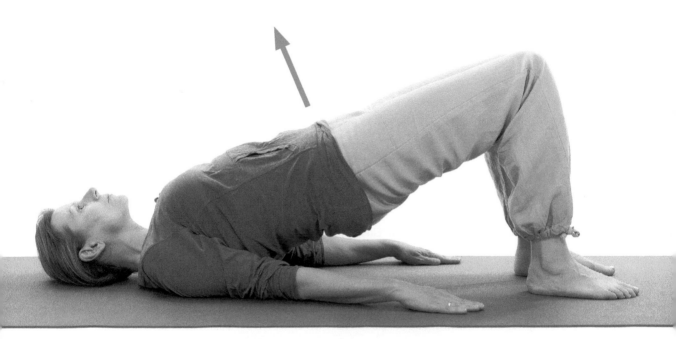

Wirkung

Kräftigung von Oberschenkelmuskulatur vorn und hinten, Po, Rückenstreckern.
Dehnung der Hüftbeuger. Stärkt das Herz.

Anleitung

Stellen Sie in der Rückenlage die Beine auf, Füße maximal hüftbreit voneinander entfernt.
Die Arme liegen parallel zum Körper, Handflächen nach unten. Mit einer Ausatmung heben Sie
das Becken an und bringen Oberschenkel und Rumpf in eine Gerade.
Die Unterschenkel sollen senkrecht zum Boden stehen.

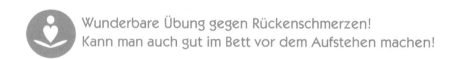

Wunderbare Übung gegen Rückenschmerzen!
Kann man auch gut im Bett vor dem Aufstehen machen!

Kraftpfeil
Steißbein zieht nach oben

Fokus
Auf das Becken: beim Einatmen anheben, beim Ausatmen nicht absinken lassen.
Achten Sie darauf, einen Spannungsbogen von den Knien bis zum Hals zu bilden.

Wichtig
Die Aufwärtsbewegung des Beckens soll überwiegend durch die Kraft der Rückenmuskulatur ausgeführt werden, weniger durch Schieben der Beinmuskeln. Achten Sie darauf, die Knie in möglichst engem Abstand zueinander und das Kinn weg von der Brust zu halten.

Atmung
Tief und gleichmäßig, ohne die Luft anzuhalten. Einengung der Atmung im Hals können Sie vermeiden, indem Sie das Kinn etwas anheben.

Intensität
Statische Variante: Halten Sie die Position so lange, wie Sie Ihr Becken bei gleichmäßiger Atmung hochhalten können.
Dynamische Variante, atemsynchron: beim Einatmen Becken anheben, beim Ausatmen absenken (aber nicht ablegen).

Abwandlung
Legen Sie eine zusammengefaltete Decke unter die Schultern, wenn Ihre Halswirbelsäule entlastet werden möchte.

Kontraindikation
Bei vollem Magen, Reflux, während der Menstruation

Gegenbewegung
Zange

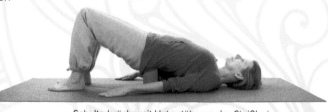

Schulterbrücke mit Unterstützung des Steißbeins

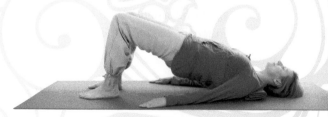

Unterstützung des Nackens

Schiefe Ebene/Bretthaltung aufwärts
Purvottanasana/Setu Asana

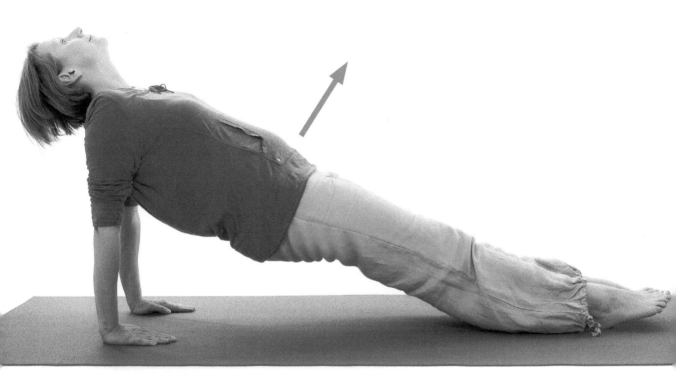

Wirkung

Kräftigt Waden und hintere Oberschenkelmuskulatur, Rückenstrecker, Schultern und Oberarme.

Anleitung

Aus dem Langsitz. Setzen Sie die Hände gut zwei Handbreit hinter die Hüften (mit Fingerspitzen nach vorn oder rückwärts gerichtet) und drücken Sie das Becken hoch. Versuchen Sie, den Körper in eine gerade Linie zu bringen und die Zehen so weit zu strecken, dass die Fußsohlen auf der Matte aufsetzen. Der Kopf wird entweder gerade gehalten oder, wenn die Halswirbelsäule es problemlos zulässt, locker hängen gelassen.

Kraftpfeil

Nabel zieht nach oben

Fokus

Streckung des gesamten Körpers

Wichtig

Arme und Beine gestreckt halten

Atmung

Tief und gleichmäßig mit Betonung der Bauchatmung

Intensität

Halten Sie die Position so lange, wie das ohne Absinken, Zittern oder Pressatmung gut möglich ist.

Abwandlung

Um die Handgelenke zu entlasten, können Sie sich auch auf den Unterarmen aufstützen.

Für die hintere Oberschenkelmuskulatur ist diese Haltung sehr anstrengend.

Etwas leichter ist sie mit abgewinkelten Beinen zu halten. Diese Asana nennt sich „vierbeiniger Tisch".

Kontraindikation

Bei hohem Blutdruck, Herzproblemen, Zervikalsyndrom

Kombination

Stockhaltung (Langsitz)

Erholungsposition

Stellung des Kindes

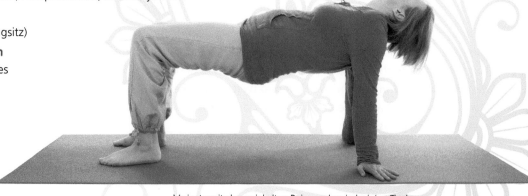

Variante mit abgewinkelten Beinen: der vierbeinige Tisch

Fisch
Matsyasana

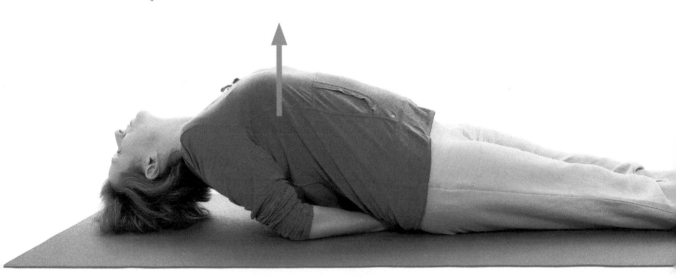

Wirkung

Befreit den Bauchraum, wirkt daher gut gegen Beschwerden wie träge Verdauung oder Hämorrhoiden.
Öffnet den Brustraum, dadurch wird tiefere Atmung möglich.
Verbessert die Durchblutung in der Rückenmuskulatur und hilft deshalb gegen Rückenschmerzen.
Stimuliert Schilddrüse und Immunsystem.

Anleitung

Im Strecksitz die Hände (Handflächen nach unten) unters Gesäß legen, Oberkörper unter Abstützung auf den Unterarmen zurückbeugen und den Kopf auf der Matte platzieren.
Der Rücken wölbt sich nach oben, die Ellenbogen nähern sich einander.
Alternative: *aus der Rückenlage die Arme mit den Handflächen nach unten unter den Körper schieben, sodass die Arme möglichst gestreckt sind und die Handgelenke unter dem Becken zu liegen kommen.*
Den Oberkörper aufrichten (das Gewicht liegt nun auf den Unterarmen) und den Rücken nach oben wölben, sodann den Kopf nach hinten absinken lassen.

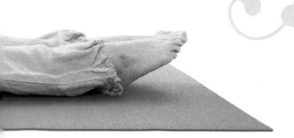

Kraftpfeil

Brustbein strebt nach oben.

Fokus

Öffnung des Brustraumes

Wichtig

Die Hauptgewichtslast wird von den Ellenbogen getragen, nicht vom Kopf. Hals und Nacken sollen nicht überstreckt werden. Die Schulterblätter zusammenziehen, Schultern bleiben von den Ohren weg.

In den Beinen soll ebenfalls Spannung gehalten werden, die Füße bleiben jedoch locker (Zehen nicht strecken).

Atmung

Durch die gespannte Bauchdecke ist Bauchatmung nur schwer möglich. Aus diesem Grund und auch, weil die Öffnung des Brustraumes im Mittelpunkt steht, wird bewusst mithilfe der Bewegungen des Brustkorbs geatmet.

Intensität

Halten Sie die Position möglichst lange und versuchen Sie, Entspannung in der Spannung der Asana zu finden.

Abwandlung

Ein aufgestellter Yogablock unter der Brustwirbelsäule kann die brustöffnende Wirkung der Übung toll unterstützen, sie ist dann besonders entspannend und befreiend für die Atmung.

Der kräftigende Aspekt tritt dann etwas in den Hintergrund.

Ärztlicher Rat

Die Haltung ist nicht geeignet für Menschen mit Herzerkrankungen oder Zervikalsyndrom.

Kombination

Zange

Ruheposition

Haltung des Kindes

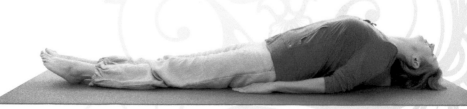

Ein Yogablock unter der Brustwirbelsäule unterstützt die entspannte Brustöffnung

Kobra
Bhujangasana

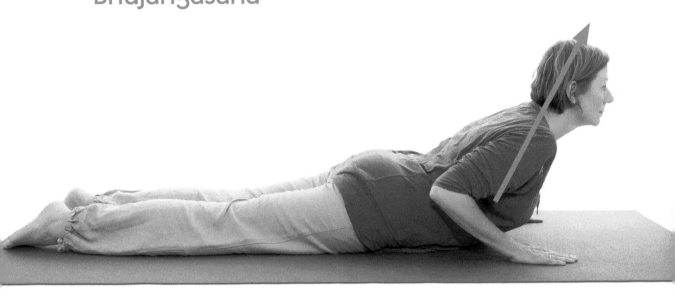

Wirkung

Kräftigung von Rücken- und Oberarm-, Gesäß- und hinterer Oberschenkelmuskulatur.
Dehnung von Hals-, Bauchmuskulatur und Hüftbeugern. Massage der Organe im kleinen Becken.
Hilft daher gegen Unterbauchbeschwerden und Probleme im gynäkologischen Bereich.
Gut gegen Rückenschmerzen (vor allem im unteren Rücken) und Verstopfung.

Anleitung

In der Bauchlage mit eng aneinanderliegenden Beinen die Hände mit geschlossenen, nach vorn
gerichteten Fingern unter die Schultern legen. Mit der Kraft der Rückenmuskeln Kopf und Schultern
anheben. Erst wenn diese Kraft nicht mehr ausreicht, mithilfe der Arme den Rumpf weiter anheben
und nach oben strecken.
Der Nabel hebt maximal 2 cm von der Matte ab.

Bei Problemen in Halswirbelsäule/Nacken besonders darauf achten, dass der Hals nicht überstreckt und der Kopf in den Nacken geworfen wird!

Kraftpfeil
Durch Brust- und Halswirbelsäule und den Kopf durch den Scheitelpunkt nach oben

Fokus
Der Kopf strebt in Verlängerung der Wirbelsäule nach oben. Der Scheitel ist der höchste Punkt.

Wichtig
Ellenbogen möglichst nahe am Körper, Knöchel beieinanderhalten, das Schambein hebt sich nicht vom Untergrund ab.

Atmung
Einatmen während des Aufrichtens, normal tiefe Atmung in der Position, Ausatmen beim Ablegen.

Intensität
Die Position so lange halten, wie das bei gleichmäßiger Atmung gut möglich ist, dann ablegen, etwas ruhen. Mehrmals wiederholen.

Kontraindikation
Für Menschen, die an einer Schilddrüsen-Überfunktion leiden oder eine Operation am Hals hatten, ist die Übung weniger geeignet.

Kombination
Abwärts schauender Hund

Ruhepositionen
Stellung des Kindes oder Krokodil

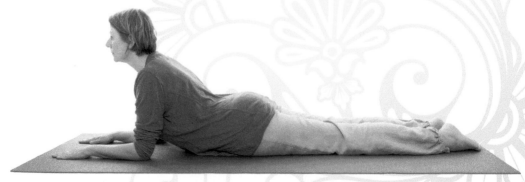
Variante mit Unterarmen auf der Matte abgelegt: die Sphinx

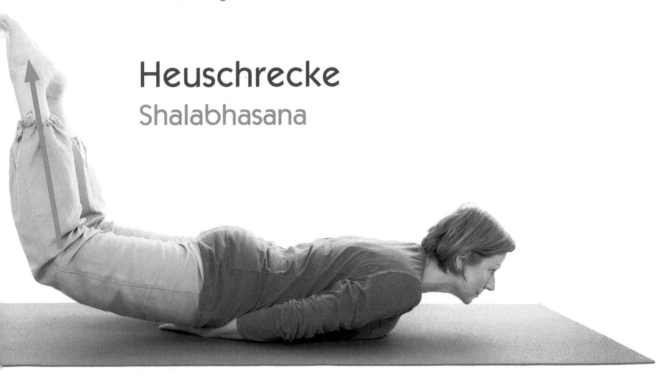

Heuschrecke
Shalabhasana

Wirkung

Stärkt den unteren Rücken und bringt so Erleichterung bei Rückenschmerzen.

Massage der Organe in Bauch und Becken.

Wirkt appetitanregend!

Macht den Po knackig.

Anleitung

In der Bauchlage werden die Arme seitlich angelegt oder die Hände unter das Becken geschoben. Der Kopf wird gerade gehalten, das Kinn leicht vom Boden abgehoben. Dann heben Sie die leicht abgewinkelten Beine so hoch an, wie Sie können.

Durch Drücken der Arme gegen die Matte und Anspannen der unteren Rücken- und Gesäßmuskulatur halten Sie die Position so lange, wie es gut geht. Dann senken Sie die Beine langsam ab.

Kraftpfeil

Die Beine ziehen in die Höhe.

Fokus

Achten Sie darauf, wie durch die Atmung Bewegung in der Haltung entsteht!

Wichtig

Versuchen Sie, den Rücken lang zu machen. Den Kopf nicht hochheben.

Atmung

Durch die Bauchlage und die Armposition ist die Atmung erschwert. Achten Sie daher auf gleichmäßige und tiefe Atmung, denn es kann leicht passieren, dass man in der Anstrengung die Luft anhält!

Intensität

Die Übung kann statisch ausgeführt werden mit möglichst langem Halten der Position. Dann versuchen Sie drei Wiederholungen mit Erholungspausen dazwischen. Oder Sie heben und senken die Beine atemsynchron mit vertiefter Atmung: hoch beim Einatmen, runter beim Ausatmen. Fünf Wiederholungen.

Abwandlungen

Übung mit gleichzeitig nach vorn gestreckten Armen oder Armen auf dem Rücken ausführen. Beine abwechselnd hochheben.

Tipp für Frauen

Wenn Sie unter die Leistenbeuge eine zusammengerollte Decke oder ein Handtuch legen, können Sie die Position entspannter einnehmen. Der Druck aufs Schambein ist dann geringer.

Ärztlicher Rat

Nicht geeignet bei Herzproblemen, hohem Blutdruck, Magengeschwür, Zwerchfellbruch, vergrößerter Leber oder Milz.
Vorsicht nach Operationen im Bauchraum.

Kombination

Kobra

Erholungsposition

Stellung des Kindes oder Krokodil

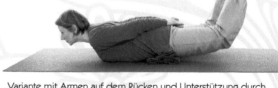

Variante mit Armen auf dem Rücken und Unterstützung durch zusammengelegte Decke unter den Leisten

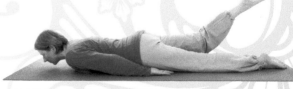

Heuschrecke mit einseitig gehobenem Bein

Boot
Navasana

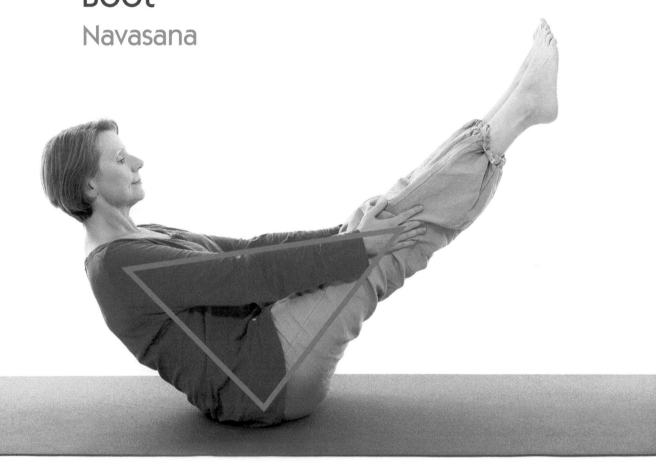

Wirkung

Kräftigt Bauchmuskeln, Rückenstrecker, Hüft- und Beinmuskulatur.

Anleitung

Aus dem Langsitz mit angespannten Bauchmuskeln und abgestützten Armen nach rückwärts kippen und dabei den rechten Winkel zwischen Beinen und Rumpf beibehalten.

Sodann die Arme ungefähr waagrecht abheben.

Der Blick ist geradeaus auf die Füße gerichtet.

Die größte Herausforderung dieser Haltung stellt die Balance dar!

Kraftpfeile

Dreieck

Wichtig

Rücken gerade halten! Wenn die Lendenwirbelsäule zu einem Rundrücken einsinkt, werden Kreuzbein und Iliosakralgelenke (die Verbindungen zwischen Kreuzbein und Becken) belastet, was zu Schmerzen führen kann.

Atmung

Konzentration auf ruhige, gleichmäßige Atmung hilft bei der Balance.

Intensität

Bleiben Sie so lange in der Position, wie es Gleichgewicht und Bauchmuskeln erlauben. Wenn Ihnen die Stärkung der Muskulatur ein Anliegen ist, sind drei Wiederholungen sinnvoll. Wenn es Ihnen um Ihr inneres Gleichgewicht geht, legen Sie den Schwerpunkt darauf, sich in der Position so weit zu stabilisieren, dass Sie entspannte Gelassenheit entwickeln können.

Variationen

Wenn das Ausstrecken der Beine Probleme bereitet, kann die Haltung ebenso mit leichter Beugung im Knie ausgeführt werden.

Mithilfe eines Bandes, das in die Hände genommen und um die Fußsohle geschlungen wird, kann die Bauchmuskulatur sanft aufgebaut werden.

Tipp

Um die seitliche Balance zu halten, können Sie sich mit den Fingerspitzen auf dem Boden abstützen.

Eine gute vorbereitende Übung sind Bauch-Curls: Dazu heben Sie den Oberkörper in Rückenlage mit aufgestellten Beinen leicht an. Die Arme sind parallel zum Rumpf und ziehen Richtung Oberschenkel.

Erholungsposition

Shavasana

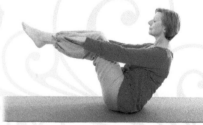

Boot mit abgewinkelten Beinen

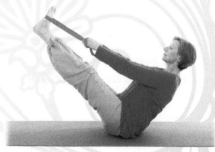

Mithilfe eines Bandes kann das Boot entspannend ausgeführt werden und sanft die Bauchmuskeln stärken

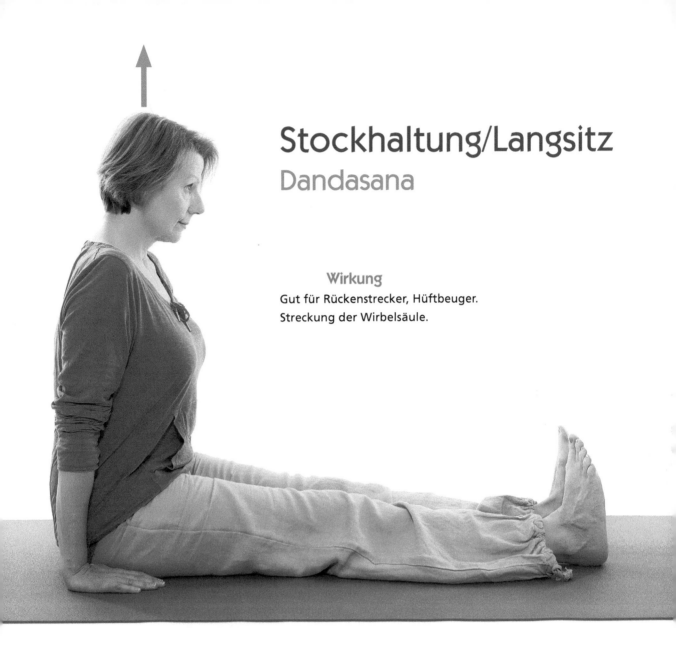

Stockhaltung/Langsitz
Dandasana

Wirkung
Gut für Rückenstrecker, Hüftbeuger.
Streckung der Wirbelsäule.

Anleitung
Sitzen Sie aufrecht mit gerader Wirbelsäule und neben den Hüften abgesetzten Händen im Langsitz.
Bein- und Bauchmuskulatur werden angespannt. Die Fußschaufeln sind aufgestellt, die Zehen
ziehen Richtung Rumpf.

Kraftpfeil

Die Haltung wird so ausgeführt, als würde ein Faden am höchsten Punkt des Scheitels den Kopf nach oben ziehen und die Wirbelsäule strecken.

Fokus

Streckung der Wirbelsäule

Wichtig

Der Blick bleibt geradeaus gerichtet, das Kinn wird weder angehoben noch abgesenkt.

Atmung

Volle Bauch- und Brustatmung in die Wirbelsäule hinein:

Beim Einatmen strecken Sie sich nach oben, beim Ausatmen halten Sie die Position.

Intensität

Je nachdem, wie intensiv Sie die Muskeln anspannen und wie lange Sie in der Position bleiben, kann die Übung sowohl kräftigend als auch entspannend auf die Wirbelsäule wirken.

Abwandlungen

Die Hände sollen bei gestreckten Armen gut neben dem Gesäß aufgesetzt werden können. Das Verhältnis von Arm- zu Rumpflänge ist aber bei jedem Menschen anders. Dementsprechend kann das Unterlegen von flachen Yogablöcken oder Büchern unter die Hände bei langem Rumpf bzw. eine gefaltete Decke als Sitzunterlage bei langen Armen gute Dienste leisten. Letzteres ist auch hilfreich, wenn beim Sitzen der Rücken nur mit Mühe aufrecht gehalten werden kann.

Tipp

Ist das Strecken der Beine sehr unangenehm, kann die sanfte Unterstützung durch ein zusammengerolltes Handtuch unter den Kniekehlen guttun.

Kombination

Zange – kann auch dynamisch abwechselnd mit dem Stock ausgeführt werden.

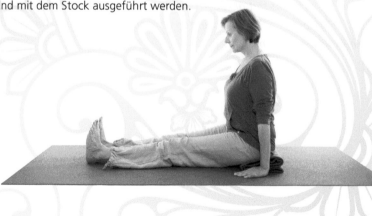

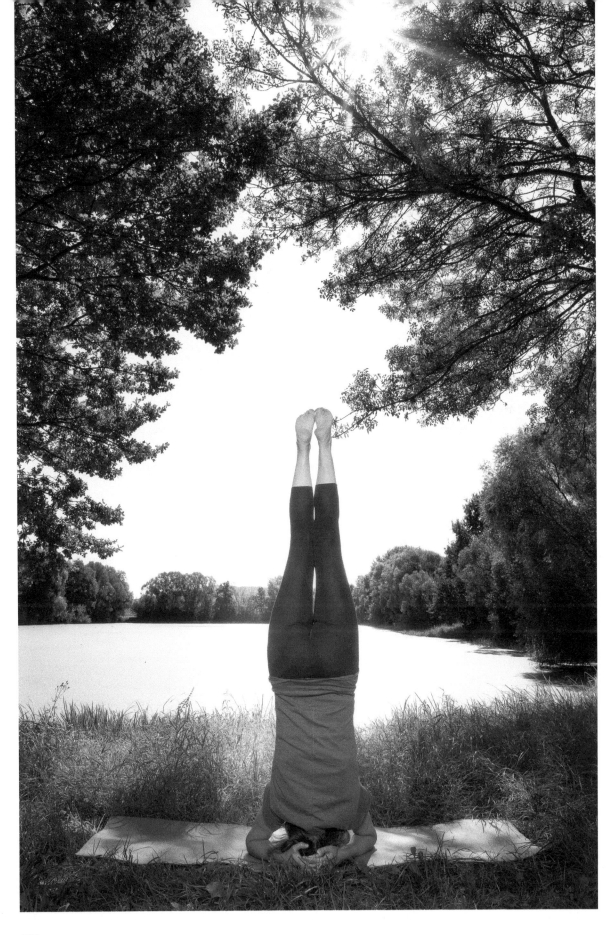

Umkehrhaltungen

Wenn die Füße oberhalb des Kopfes sind

Wirkung von Umkehrhaltungen

Die Perspektive ändert sich – sie kehrt sich um, vielleicht auch bei den Problemen, die

uns täglich bewegen! Dieser Effekt verstärkt sich, je länger wir in der Position verharren.

Boostereffekt auf das Immunsystem

Der Lymphabfluss, mit dem wir „Abfallstoffe" abtransportieren, wird erleichtert und verstärkt. Die Lunge, in die durch die Atemluft viele Schadstoffe gelangen, wird besser durchblutet und gereinigt. Entspannende und beruhigende Wirkung auf das gesamte Nervensystem durch die Aktivierung des Parasympathikus.

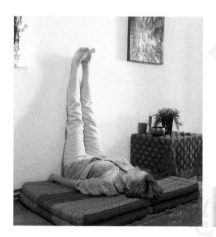
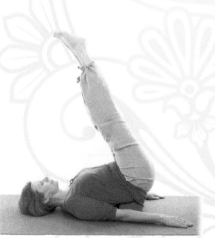
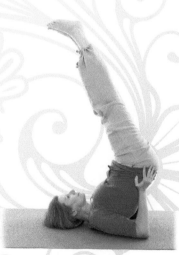

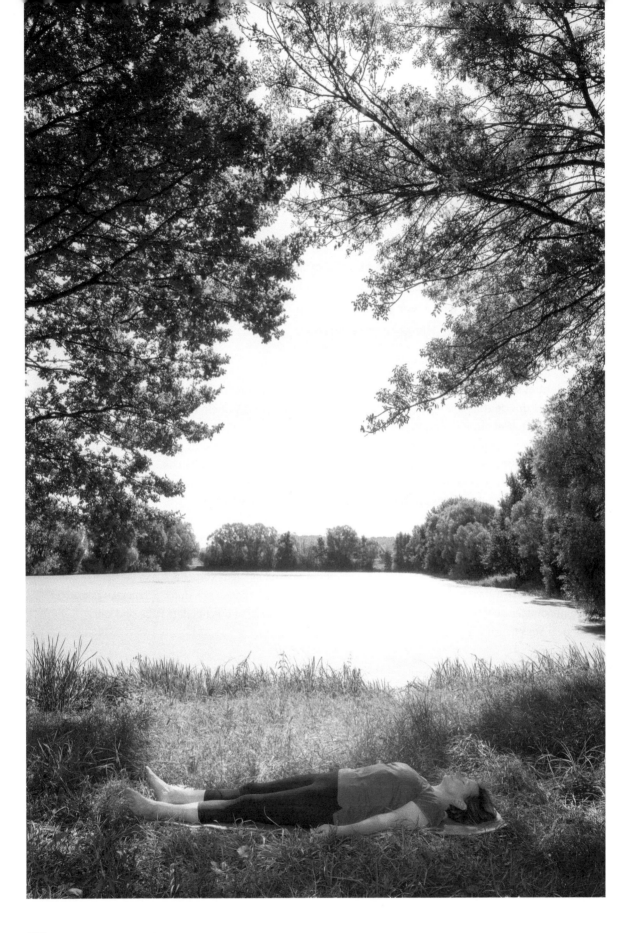

Stabilisierung

In die eigene Mitte finden

Im Inneren des Tornados ist es vollkommen still, sagt man. Wenngleich sich der Sturm der Gedanken durch Bewegung ein wenig besänftigen lässt, die Ruhe und Kraft der eigenen Mitte finden wir doch am ehesten dann, wenn wir Yoga mit voller Hingabe praktizieren.

Fast sieht es so aus, als wäre alles im Leben eine Frage der richtigen Spannung. Etwas Spannendes fasziniert uns deutlich mehr als langweiliges Zeug. Wer seine Muskeln nicht richtig anspannen kann, hat keine Kraft. Wer ständig angespannt ist, bekommt Schmerzen. Wer sich nicht entspannen kann, landet im Burn-out. Entspannung ist auf der körperlichen Ebene mindestens so wichtig wie auf der mentalen. Schließlich sind wir als Menschen ja ein Ganzes aus Körper und Psyche.
Die wundervolle Magie des Yoga ermöglicht uns beides. Entspannung der Seele durch Entspannung des Körpers und umgekehrt. Das ist wohl das Geheimnis der Droge Yoga!

Um entspannt zu werden, muss man erst einmal die Anspannung loswerden. Eigentlich klar, oder?
Und um die Anspannung loszuwerden, müsste man sie einfach nur loslassen. Dazu muss man aber erst wissen, wo sie ist. In den folgenden Asanas können Sie die Aufmerksamkeit in Ihrem Körper auf jene Bereiche richten, in denen es nicht so gut zu fließen scheint wie in anderen. Blockaden können sich durch Schmerzen oder Missempfindungen äußern. Oder durch Temperaturunterschiede. Schlecht durchblutete Füße sind kalt, entzündete Stellen heißer als die Umgebung.

Entspannung kann sich einstellen, wenn Sie versuchen, jene Bereiche Ihres Körpers, die sich unangenehm anfühlen, liebevoll zu akzeptieren und ihnen freundliche Gedanken zu schicken. Wenn das nicht gleich gelingt, seien Sie nicht verzagt. Auch dafür braucht es Übung.
Ein japanischer Zen-Meister hat einmal gesagt: Kein Schmerz hält der dauerhaften Beobachtung stand. Und tatsächlich, wenn etwas schmerzt und Sie beobachten es ganz konzentriert, dann merken Sie, wie der Schmerz einmal stärker, dann wieder schwächer wird und vielleicht auch einmal ganz verschwindet. Jedenfalls wird kein Schmerz dadurch erträglicher, dass Sie versuchen, ihn zu ignorieren. Ganz genauso verhält es sich mit Ihren Anspannungen, den körperlichen wie den geistigen. Finden und beobachten Sie sie, erforschen Sie sie.
Und lassen Sie sie los. Sehen Sie ihnen dabei zu, wie sie vergehen.
Yoga ist ein wunderbarer Weg der Selbsterforschung und -beobachtung. Nachdem Sie einige der vorher beschriebenen Asanas praktiziert haben, sind Sie in der optimalen Verfassung für die Übungen der dritten Gruppe, die stabilisierenden Asanas. Teilweise handelt es sich um Balance-Übungen, die Ihnen zeigen, wie es um Ihr inneres Gleichgewicht bestellt ist, und Sie dabei unterstützen, in die eigene Mitte zurückzukehren.

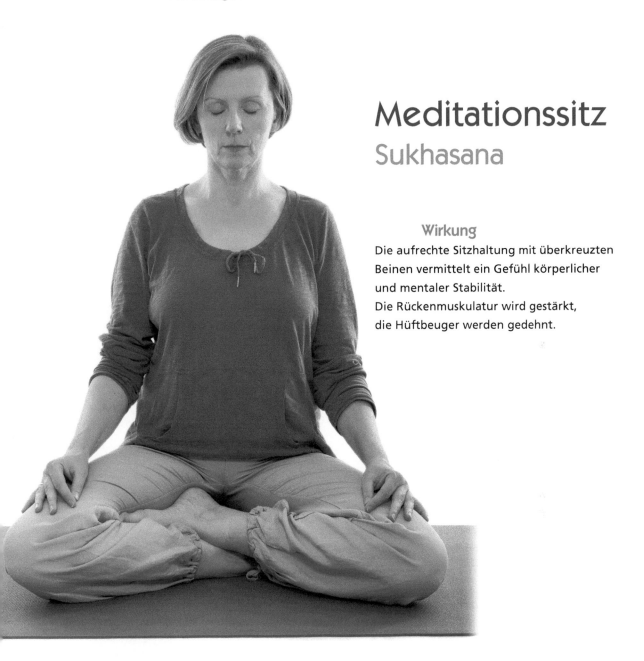

Meditationssitz
Sukhasana

Wirkung

Die aufrechte Sitzhaltung mit überkreuzten
Beinen vermittelt ein Gefühl körperlicher
und mentaler Stabilität.
Die Rückenmuskulatur wird gestärkt,
die Hüftbeuger werden gedehnt.

Anleitung

*Setzen Sie sich auf die Matte oder ein Sitzkissen in angenehmer Höhe. Überkreuzen Sie die Beine,
kippen Sie das Becken einen Gedanken nach vorn und richten Sie den Oberkörper auf. Das Brustbein
strebt schräg nach oben, der Scheitel des Kopfes wird „an einem Band nach oben gezogen".
Das Kinn angedeutet zurückziehen und senken. Die Zunge liegt am Gaumen, die Kiefer (nicht der Mund)
sind leicht geöffnet. Die Schultern lassen Sie locker fallen, die Hände ruhen auf Knien, Oberschenkeln
oder im Schoß.*

Kraftpfeil

Vom Steißbein zum Kopf

Fokus

Aufrichtung des Oberkörpers

Wichtig

Die Knie sollten sich dem Boden möglichst stark nähern bzw. am besten aufliegen.
Wenn das nicht möglich ist, dann wird sich schon nach kurzer Zeit ein starkes Ziehen
in den Hüftbeugern bemerkbar machen und der Rücken ermüden. Um das zu
vermeiden, setzen Sie sich auf die Kante eines festen Sitzkissens oder Blocks.
Dadurch kippt das Becken ein wenig nach vorn und Sie richten sich auf.

Atmung

Bleibt ruhig, rund und leicht.

Intensität

Bestimmt sich durch die Dauer der Haltung.

Tipp

Haben Sie Mühe, den Oberkörper aufrecht zu halten? Lehnen Sie sich mit dem
ganzen Rücken gegen die Wand! Die Hüftbeuger ziehen trotz Sitzpolster?
Unterstützen Sie die Knie mit einem Extrakissen!

Abwandlung

Bei Knieproblemen setzen Sie sich aufrecht auf einen hartgepolsterten
Stuhl ohne Armlehnen.

Kontraindikation

Knieprobleme

Kombination

Krokodil oder Shavasana, um den Rücken zu entspannen

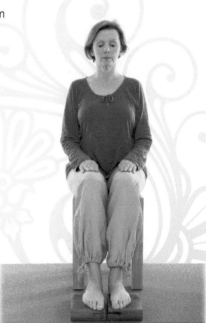

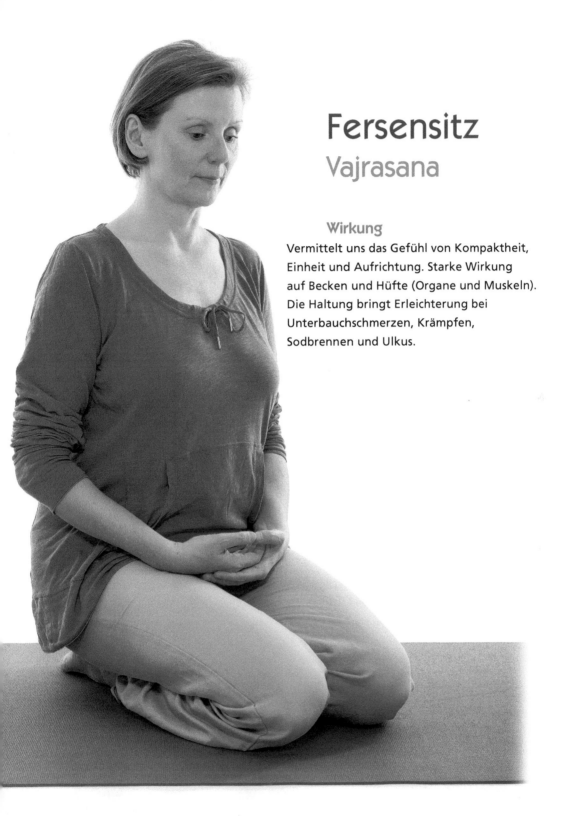

Fersensitz
Vajrasana

Wirkung

Vermittelt uns das Gefühl von Kompaktheit,
Einheit und Aufrichtung. Starke Wirkung
auf Becken und Hüfte (Organe und Muskeln).
Die Haltung bringt Erleichterung bei
Unterbauchschmerzen, Krämpfen,
Sodbrennen und Ulkus.

Anleitung

*Hinknien, Knie schließen, Fersen schließen, große Zehen liegen über- oder nebeneinander.
Sie sitzen auf Ihren Fersen. In allen anderen Aspekten unterscheidet sich die Haltung nicht
vom Meditationssitz.*

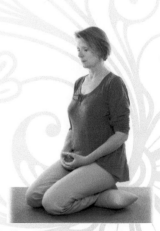

Kraftpfeil

Vom Knie über die Unterseite des Oberschenkels, den Rücken hinauf bis zum Scheitel

Fokus

Zwischen den Augen

Wichtig

Wenn Sie Druckpunkte spüren, legen Sie eine Decke oder dünne Matte unter.

Atmung

Bleibt ruhig, rund und leicht.

Intensität

Längeres Knien erhöht die Intensität.

Abwandlung

Um die Knie zu schonen, können Sie ein Meditationsbänkchen verwenden (ein Teil des Körpergewichtes lagert dann auf der kleinen Bank), oder Sie setzen sich auf ein schmales, hohes Kissen (z. B. Zen-Meditationskissen). Eine Rolle unter den Sprunggelenken verhindert zu starkes Dehnen im Rist.

Tipp

Gleich nach dem Essen 5 Minuten Sitzen im Fersensitz fördert die Verdauung.

Ärztlicher Rat

Achtung bei Knieproblemen (Meniskus, Arthritis etc.) und geringerer Beweglichkeit des Knöchels/Sprunggelenkes.

Kontraindikation

Eingeschränkter Beugewinkel im Knie

Kombination

Krokodil

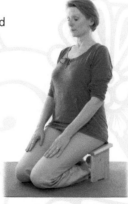

Fersensitz auf dem Meditationsbänkchen

Kissen unter dem Rist entlastet den Vorfuß

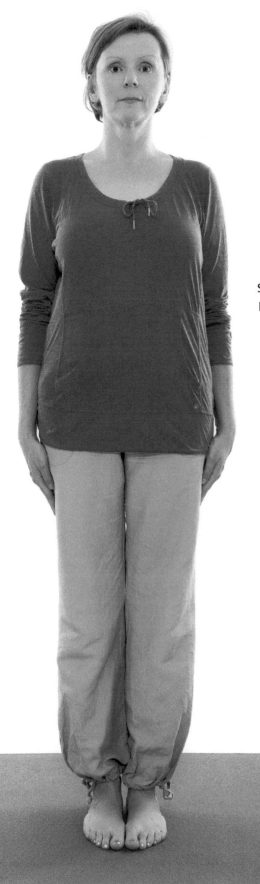

Grundhaltung
Berghaltung
Pranamasana/Tadasana

Wirkung

Sie bereiten sich auf die Yogapraxis vor, fokussieren sich und lassen die Ruhe zu sich kommen.

Anleitung

*Aufrecht stehen, das Becken aufrichten und
die Bauchmuskeln etwas in Spannung bringen.
Strecken Sie die Knie (aber überstrecken Sie nicht),
die Füße stehen dicht beieinander, spreizen Sie
die Arme leicht ab.
Der Scheitel zieht uns nach oben, die Schultern
bleiben gesenkt, das Kinn wird geringfügig angehoben.*

Kraftpfeil

Vom Fuß zum Scheitel

Fokus

Aufgerichteter Körper

Wichtig

Achten Sie auf Ihre Balance und die gleichmäßige Verteilung des Körpergewichtes auf beide Füße.

Atmung

Ruhig, rund und weich. Bauch und Brust bewegen sich sanft.

Abwandlung

Gebetshaltung: Die Füße stehen eine Fußbreite auseinander, die Handflächen werden vor dem Herzen aneinandergelegt. Halten Sie die Unterarme etwa waagrecht, das erste Daumenglied berührt die Brust. Das Kinn ist ganz leicht gesenkt.

Ärztlicher Rat

Achten Sie bei längerem Stehen auf den Kreislauf!

Kombination

Rückwärtsbeuge oder Baum

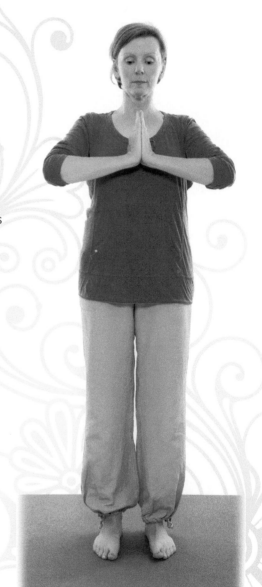

Gebetshaltung: Die Arme sind horizontal

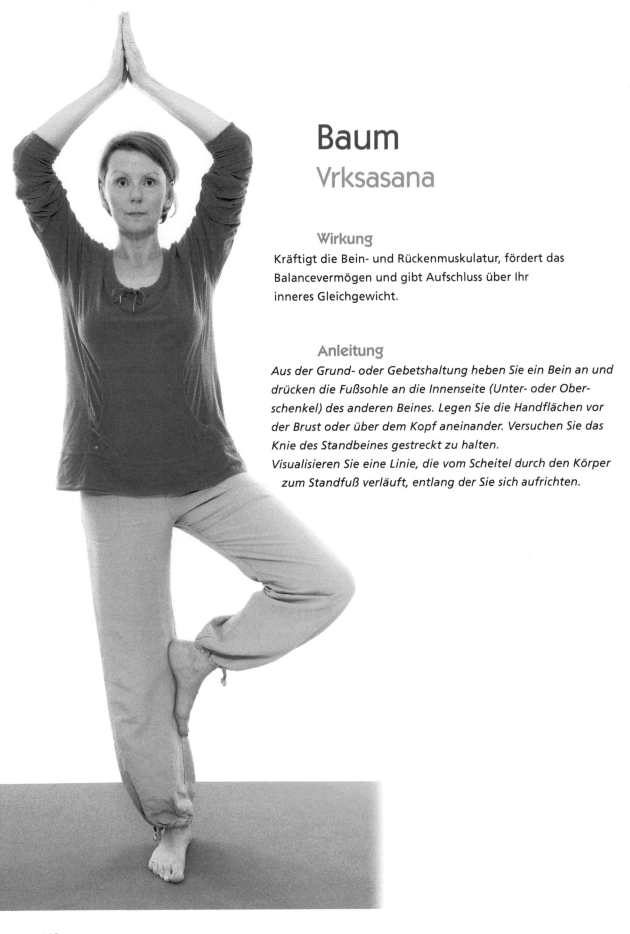

Baum
Vrksasana

Wirkung

Kräftigt die Bein- und Rückenmuskulatur, fördert das Balancevermögen und gibt Aufschluss über Ihr inneres Gleichgewicht.

Anleitung

Aus der Grund- oder Gebetshaltung heben Sie ein Bein an und drücken die Fußsohle an die Innenseite (Unter- oder Oberschenkel) des anderen Beines. Legen Sie die Handflächen vor der Brust oder über dem Kopf aneinander. Versuchen Sie das Knie des Standbeines gestreckt zu halten.

Visualisieren Sie eine Linie, die vom Scheitel durch den Körper zum Standfuß verläuft, entlang der Sie sich aufrichten.

Kraftpfeil

Vom Fuß zum Scheitel

Fokus

Streckung des Körpers. Bei dieser Asana ist es besonders wichtig, den Geist in der Position festzuhalten, um die Balance zu bewahren.

Wichtig

Halten Sie die Schultern gesenkt und pressen Sie das angehobene
Bein nicht zu stark an das Standbein, damit Sie das Gleichgewicht besser halten können.

Atmung

Ganz ruhiges, feines Atmen

Intensität

Je länger, desto anstrengender

Abwandlung

Legen Sie den Rist des angehobenen Beines auf das obere Ende des
Standbeines (Fußsohle schaut nach vorn) und beugen Sie dabei
das Standbein ganz leicht.

Variante: Haltung mit dem Spielbein an den Knöchel des Standbeins angelegt.

Tipp

Fixieren Sie einen festen Punkt mit den Augen, an dem Sie sich
„festhalten" können. Wenn es mit dem Gleichgewicht gar nicht klappen will,
stellen Sie sich neben einen stabilen Tisch oder nahe zur Wand.

Kontraindikation

Polyneuropathie in den Beinen

Kombination

Zweites Bein

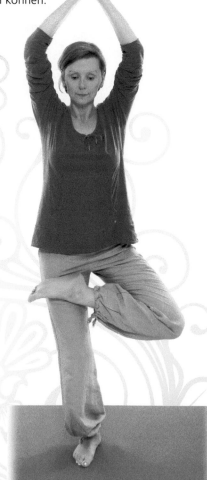

In dieser Variante des Baumes wird der
Fußrücken auf dem Oberschenkel abgelegt

Stellung des Kindes
Balasana oder Garbhasana

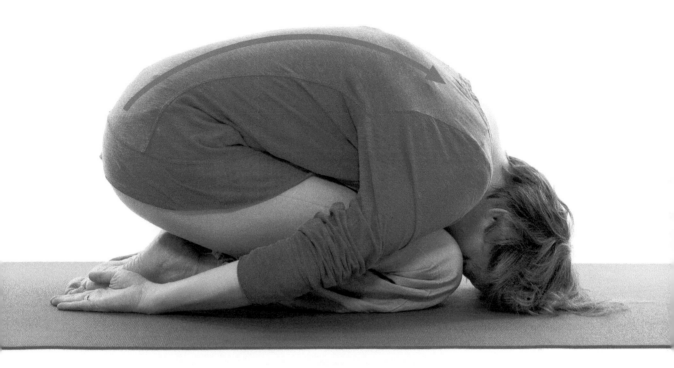

Wirkung

Sanfte Dehnung in Hüften, Oberschenkeln und Sprunggelenken. Hilft gegen Rückenschmerzen. Der Geist wird beruhigt, Stress und Müdigkeit werden reduziert.

Anleitung

Aus dem Fersensitz, mit den Händen neben den Knöcheln abgestützt, legen Sie den Oberkörper auf die Oberschenkel und senken die Stirn auf die Matte. Arme und Hände (Handflächen nach oben) liegen locker nach hinten gerichtet neben den Beinen.

Kraftpfeil

Vom Steiß im Bogen zur Stirn

Fokus

Zuerst auf den Auflagepunkt der Stirn auf der Matte, dann auf den Bogen vom Steiß zur Stirn

Wichtig

Lassen Sie die Schultern zur Seite sinken.

Atmung

Beobachten Sie bei der Einatmung die Weitung des Brustkorbes zur Seite.

Abwandlung

Arme und Hände (Handflächen nach unten) nach vorn strecken

(Position heißt dann auch Hase, Mond bzw. Shashankasana)

Tipp

Wenn Sie mit der Stirn nicht zum Boden kommen, legen Sie ein Kissen unter.

Zusätzlich sorgt ein Kissen zwischen Waden und Gesäß für eine entspannte Position.

Kombination

Fersensitz

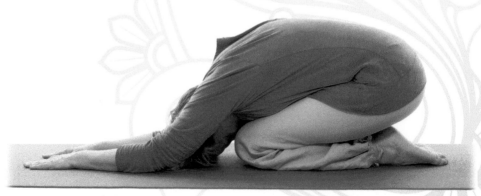

Mit vorgestreckten Armen wird aus der Stellung des Kindes die Asana „Hase - Shashankasana"

Krokodil
Makarasana

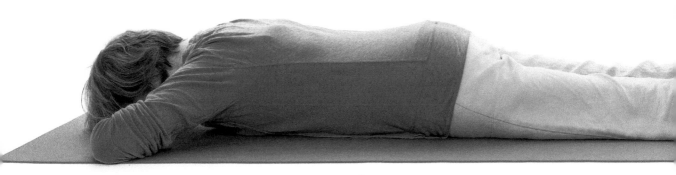

Wirkung

Entspannung für den gesamten Rücken und den Beckengürtel.

Anleitung

In der Bauchlage legen Sie die Stirn auf die flach übereinandergelegten Hände.
Lassen Sie die Schultern fallen, lockern Sie den Beckenboden, die Fersen sinken auseinander.
Machen Sie den Rücken lang.

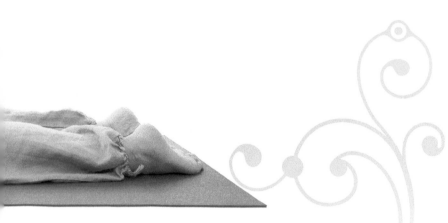

Kraftpfeil
Parallel zur Wirbelsäule

Fokus
Wahrnehmung der Atembewegungen

Wichtig
Prüfen Sie immer wieder die Lockerung des Beckenbodens.

Atmung
Bewusst atmen!

Intensität
Halten, solange es bequem ist (ohne dabei einzuschlafen)

Abwandlung
Kinn auf die Hände, Ellenbogen aufgestützt, Finger liegen an der Wange.

Tipp
Wenn die Atmung in Bauchlage unangenehm ist, legen Sie sich lieber in Shavasana.

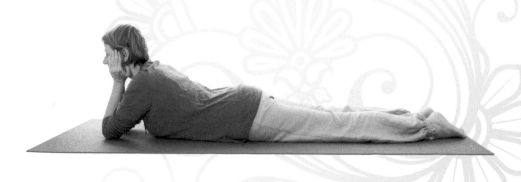

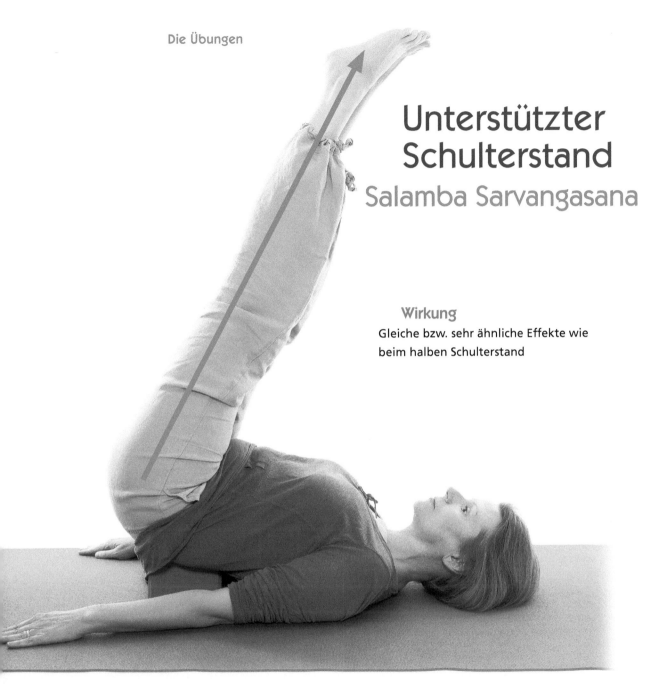

Unterstützter Schulterstand
Salamba Sarvangasana

Wirkung
Gleiche bzw. sehr ähnliche Effekte wie beim halben Schulterstand

Anleitung

Variante mit Kissen: Legen Sie sich auf den Rücken und schieben Sie ein festes Kissen (ca. 10 cm hoch) unter das Kreuzbein. Ziehen Sie die Knie in Richtung Brust und strecken Sie dann die Beine – schon sind Sie oben!

Schulterstand gegen die Wand: Legen Sie sich in Seitenlage so auf den Boden, dass die Rückseite der Beine und der Po gegen die Wand gedrückt sind, und platzieren Sie den Oberkörper rechtwinkelig dazu. Ziehen Sie nun die Beine in Richtung Oberkörper, drehen Sie sich auf den Rücken und strecken Sie die Beine an der Wand nach oben.
Die Beine sollen nicht nach oben „hängen", sondern leicht in Spannung sein!

Kraftpfeil

Vom Steiß zu den Füßen

Fokus

Bewegung der Bauchdecke bei der Atmung

Wichtig

Wenn Sie das Gefühl haben, dass Ihr Kopf „dick" wird, ziehen Sie die Beine an und bauen Sie die Asana langsam (wieder) auf.

Atmung

Entspannte Bauchatmung

Abwandlung

Knie auf die Stirn sinken lassen, Fußsohlen zur Decke gerichtet.

In Rückenlage Hochlagerung der abgewinkelten Beine auf einem Hocker.

Tipp

Nach dem Ende der Übung etwa den gleichen Zeitraum in Shavasana verweilen.

Rückenentspannungshaltung
Shavasana

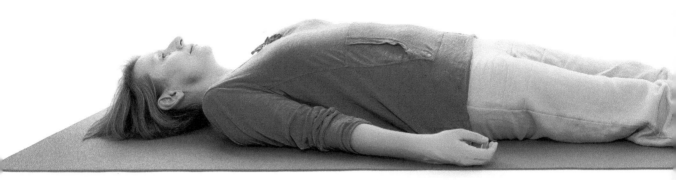

Wirkung

Vollständige Entspannung für Körper und Geist

Anleitung

Legen Sie sich flach auf den Rücken. Spreizen Sie die Arme so weit ab, dass die Oberarme den Rumpf kaum berühren. Die Handflächen weisen tendenziell nach oben, die Finger sind entspannt gekrümmt. Spreizen Sie die Beine so weit, dass die Oberschenkel einander möglichst wenig berühren, und lassen Sie die Fußspitzen nach außen sinken. Die Augen blicken gerade nach oben (auch wenn sie geschlossen sind).

Bewegen Sie sich nicht! Wenn es kribbelt, juckt oder kitzelt, versuchen Sie, sich auf diese Stelle zu konzentrieren und den Reiz vergehen zu lassen.

Falls der Schlafdrang wirklich unüberwindlich sein sollte, vermeiden Sie es, wegzudösen, sondern sagen Sie sich: „Jetzt werde ich ein paar Minuten schlafen!", und schlafen Sie dann bewusst.

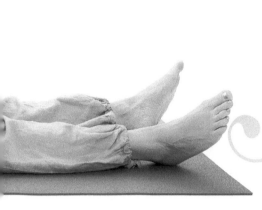

Fokus

Die allmähliche Entspannung von den Zehen bis zum Scheitel. Begegnen Sie Ihrem Beckenboden, Schultergürtel, Hals und Gesicht mit besonderer Achtsamkeit.

Wichtig

Halten Sie eine Decke bereit, um Auskühlung zu verhindern, und eine zweite Decke, die Sie eventuell unter die Lendenwirbelsäule schieben, falls diese nicht ganz aufliegt. Ein ganz flaches Kissen (oder eine weitere gefaltete Decke) ist vielleicht notwendig, um den Kopf bequem auf den Boden legen zu können.

Atmung

Entspannte Bauchatmung

Intensität

Je länger Sie in dieser Position im Wachzustand verweilen, desto tiefer und erfüllter wird der Entspannungszustand sein.

Abwandlung

Seitlage, wenn Rückenlage nicht möglich ist (z. B. bei starkem Rundrücken)

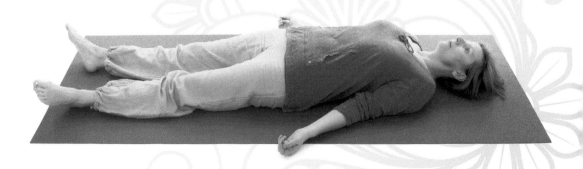

Bücher über Yoga

Burley M (2005) Hatha Yoga. Einheit von Körper, Geist und Seele.
    Lotos Verlag, München
Coulter HD (2010) Anatomie des Hatha Yoga. Ein Handbuch für Schüler, Lehrer und Praktizierende.
    Yoga Verlag, Wiggensbach
Feuerstein G (2008) Die Yoga Tradition.
    Yoga Verlag, Wiggensbach
Horsch-Ihle E (2011) Yoga für Krebspatienten.
    Via Nova, Fulda
Iyengar BKS (2012) Licht auf Pranayama.
    O. W. Barth, München
Iyengar BKS (2010) Licht auf Yoga. Das grundlegende Lehrbuch des Hatha-Yoga.
    O. W. Barth, München
Iyengar BKS (2008) Yoga. Der Weg zu Gesundheit und Harmonie.
    Dorling Kindersley, München
Kaminoff L (2008) Yoga Anatomie. Ihr Begleiter durch die Asanas, Bewegungen und Atemtechniken.
    Riva Verlag, München
Nathschläger AP (2007) Yoga für den Alltag. Praktische Hilfe im täglichen Leben.
    YogaVision, Dechantskirchen
Patanjali (2006) Das Yogasutra. Von der Erkenntnis zur Befreiung.
    Theseus, München und Zürich
Saraswati SS (2009) Asana Pranayama Mudra Bandha.
    Yoga Publications Trust, Munger, Bihar, India
Swami Rama (2005) Die Wissenschaft vom Atem. Eine praktische Einführung in Pranayama.
    Schirner, Darmstadt
Weiser R (2010) Yoga in der Traumatherapie.
    Klett-Cotta, Stuttgart
Yogi Hari (2007) Hatha Yoga Pradipika. Ursprung und Quelle des Hatha Yoga.
    Via Nova, Fulda

Ayurveda-Kochbücher

Lad V (2010) Ayurvedic Cooking for Self-Healing.
    Motilal Banarsidass, Delhi, India
Rosenberg K (2013) Die Ayurveda-Ernährung. Heilkunst und Lebensenergie mit wohltuenden
    Rezepten zur Gesundheitsstärkung. Südwest, München
Sabnis NS (2014) Nickys Veda: Mein ayurvedisches Kochbuch.
    Irisana, München
Schrott E (2004) Die köstliche Küche des Ayurveda. Essen mit Leib und Seele.
    Goldmann, München
Vaidya J (2014) Ayurveda. Kochen für die Sinne.
    Christian, München

Yoga für Menschen mit Krebs – Kursangebote

Deutschland

LIVE NOW – Yoga für junge Erwachsene mit Krebs & ihre Angehörigen, Ann-Kristin Reiff, yogafürdich (yfd).
Frankfurter Allee 53, 10247 Berlin
E-Mail: annkristin@reifffuersleben.de
www.yfdberlin.com

mein freiraum, Narma S. Hemken. Heidestraße 10h, 60316 Frankfurt
www.mein-freiraum.net

Yoga und Meditation, Dr. Michael Pindl, Psychosoziale Krebsberatungsstelle Kempten-Allgäu der Bayerischen
Krebsgesellschaft e.V. Kronenstr. 36, 87435 Kempten
E-Mail: kbs-kempten@bayerische-krebsgesellschaft.de
www.bayerische-krebsgesellschaft.de

Yoga für Krebspatienten. Windebyer Weg 9, 24340 Eckernförde
E-Mail: info@yoga-fuer-krebspatienten.de
www.yoga-fuer-krebspatienten.de

Yoga für Krebspatienten, Edeltraut Nolte, Yoga in Delbrück / Raum Für Mich. Südstraße 8a, 33129 Delbrück
E-Mail: e.nolte@web.de
www.yoga-in-delbrueck.com

Yoga für Krebspatienten, Susanne Brossette, Yogapraxis in Wallerfangen. Hospitalstraße 8, 66798 Wallerfangen
E-Mail: info@yoga-wallerfangen.de
www.yoga-wallerfangen.de

Yoga für Krebspatienten, Christiane von Canal, Dojo, Klosterweg 5, 83022 Rosenheim
E-Mail: christiane.voncanal@web.de
www.christiane-von-canal.de

Yoga für Krebskranke, ihre Angehörigen und Begleiter, Krebshilfe Freising Maria & Christoph e.V., Yogaschule
Carolin Flinker, Therapiezentrum Lerchenfeld. Gute Änger 15, 85356 Freising
E-Mail: info@yoga-kurse.com
www.krebshilfe-freising.de

Österreich

Yoga zurück ins Leben für Menschen mit/nach Krebs, Dr.ⁱⁿ med. Claudia Mainau und Mag. Lutz Mossbauer,
yogamed, Praxis für Yoga, Ayurveda und ganzheitliche Medizin. Gerlgasse 1/8, 1030 Wien,
Tel.: +43 1-9432001
E-Mail: info@yogamed.at
www.yogamed.at

Yoga für Krebspatienten, Yoga4Therapy. Kurse in Wien, Innsbruck und Salzburg
E-Mail: marie.wolfram@yoga4therapy.at
www.yoga4therapy.at

Schweiz

Yoga für Frauen mit Brustkrebs, Yoga Sense, Stefanie Costanzo. Kalchbühlstraße 62, 8038 Zürich
E-Mail: info@yogasense.ch
www.yogasense.ch

Yoga bei Krebs, Gerda Imhof. Luzerner Kantonsspital, Neue Frauenklinik, 6006 Luzern 16
E-Mail: info@gerdaimhof.ch
www.gerdaimhof.ch

Onkologische Rehabilitationszentren

Deutschland
www.kurklinikverzeichnis.de/indikationen/onkologie

Österreich
www.krebshilfe.net/services/spezial-zentren/rehabilitationszentren